栄養管理プロセスを活用した

栄養指導
事例集

監修

中村 丁次

神奈川県立保健福祉大学学長
公益社団法人日本栄養士会代表理事会長

日本医療企画

監修者・執筆者 一覧

監修者

| 中村　丁次 | 神奈川県立保健福祉大学 学長、公益社団法人日本栄養士会 代表理事会長 |

執筆者（掲載順）

中村　丁次	神奈川県立保健福祉大学 学長、公益社団法人日本栄養士会 代表理事会長
木戸　康博	甲南女子大学 医療栄養学部 教授
上西　一弘	女子栄養大学 栄養生理学研究室 教授

〔第4章 栄養指導事例〕

1. 糖尿病

| 鈴木　克麻 | 日本赤十字社 武蔵野赤十字病院 栄養課 |
| 原　　純也 | 日本赤十字社 武蔵野赤十字病院 栄養課課長、
公益社団法人日本栄養士会 常任理事 |

2. 腎臓病

| 西井　大輔 | 特定医療法人新都市医療研究会「君津」会 玄々堂君津病院 栄養科科長 |

3. 周術期がん

| 古田　　雅 | 東邦大学医療センター大森病院 栄養部 臨床栄養管理室室長 |

4. がん放射線化学療法

| 福元　聡史 | トヨタ記念病院 栄養科 |

5. 摂食嚥下障害

| 上島　順子 | NTT東日本関東病院 栄養部 医療技術主任 |

6. 心疾患

| 島田　晶子 | 医療法人名古屋澄心会 名古屋ハートセンター 栄養科主任 |

7. サルコペニア

西岡　心大	一般社団法人是真会 長崎リハビリテーション病院 人材開発部副部長／ 栄養管理室室長
山内　杏奈	一般社団法人是真会 長崎リハビリテーション病院 臨床部
森　　菜美	一般社団法人是真会 長崎リハビリテーション病院 臨床部
西岡　絵美	一般社団法人是真会 長崎リハビリテーション病院 臨床部リーダー／ 在宅支援リハビリテーションセンターぎんや 居宅療養管理指導事業所

▪ はじめに ▪

　1947（昭和22）年、国は「栄養士法」を制定し、栄養士の定義と業務の法制化を行った。第二次世界大戦の前後、国民は極度の食料不足により、飢餓と栄養不足に悩まされ、栄養不良の解決は国の最大課題であった。食品の適正な選択と有効な活用方法を人々に教える必要があった。このような低栄養状況に付け込み、いかがわしい栄養食品の販売や根拠のない食事法が蔓延し、栄養は混乱していたからである。

　政府は、栄養改善の指導者として栄養士の養成を決断し、栄養士の業務を総称して「栄養指導」と定義した。「栄養指導」には、健常人への栄養教育のみならず、傷病者への個別な栄養指導が含まれ、ときには、給食における栄養管理、栄養強化食品の開発、栄養価の高い調理、献立の開発などが広く含まれている。栄養管理（ケア）プロセスは、このような多様な業務に活用される。

　栄養士が誕生した当時、すべての国民は低栄養に悩まされていたので、指導すべき内容は、消化・吸収が良くて栄養素含有量の多い食品の選択と献立、調理の説明が中心であった。ところが21世紀を前に、過栄養による肥満、非感染慢性疾患（生活習慣病）が出現し、一方では、食料不足を原因としない新たなタイプの低栄養問題が起こり、国民全体を対象にしたポピュレーションアプローチだけでは問題が解決されなくなった。低栄養と過栄養が混在した栄養不良の二重負荷状態が出現したのである。

　このように、栄養問題が複雑化した中で、同じ栄養不良状態でありながら、管理栄養士によって栄養状態の評価・判定が異なり、改善の計画や実施が定まらない事態が発生した。患者や利用者が混乱し、栄養士は国民の信頼を失いかけていた。そこで2003年、アメリカの「栄養と食事のアカデミー」（Academy of Nutrition and Dietetics：AND〔元アメリカ栄養士会〕）は、その打開策としてNutrition Care Process（NCP：栄養管理〔ケア〕プロセス）の導入を発表した。2005年、AND本部で「食事療法の国際的標準化に関する会議（International Meeting on Standardized Language for Dietetics）」を開催し、国際栄養士連盟を軸に、それぞれの国でNCPの教育、普及に努めることが約束された。

　医療には、疾病の診断基準と診療ガイドラインにより、質が担保される仕組みがある。同じように、栄養指導も国際的に標準化された方法で実施することにより、その質を担保、向上させることが必要である。本書はそのことに応えるために編集された。多くの人々が活用されることを切に願っている。

2020年11月

神奈川県立保健福祉大学 学長

中村　丁次

目　次

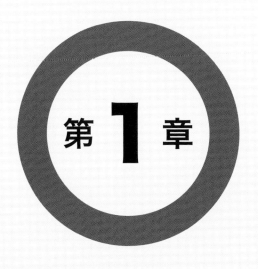

第**1**章

栄養管理プロセスの意義

・・・

神奈川県立保健福祉大学 学長
公益社団法人日本栄養士会 代表理事会長
中村 丁次

●1　栄養管理（ケア）プロセスの誕生と目的

　1970 年頃より、Hospital Malnutrition（病院栄養失調症）や Disease related Malnutrition（病気に関連した栄養不良）が問題になった。傷病者の栄養不良を放置すると、治療効果の低下、疾病の増悪化、合併症の増加、さらに入院日数の増加がみられ、結局、医療費や介護費が増大することが明らかになったからである。

　一方、食欲や咀嚼・嚥下能力や消化・吸収能力が低下した傷病者には、経口摂取のみならず、経腸栄養や静脈栄養による積極的な栄養補給が使用されるようになってきた。従来、病院給食における栄養管理とは、病院で提供される食事の栄養管理であり、その目的は、提供される食事の栄養成分の調整であった。病院を集団給食施設と考え、入院患者の性、年齢、対象者数を考慮し、加重平均栄養必要量が算定され、その基準値を満たす食事の管理が行われた。特別治療食は、医師によって患者個々に栄養量が決定され、その量に準じた食事が提供されていたのである。病院食の主たる目的は病態の改善であった。食事に対する個別の対応や評価が実施されてはいたものの、それは食欲、味覚、偏食等に問題が生じた患者への対応であり、個々の患者の栄養状態を評価、判定したうえで、その改善を目的にした食事療法は行われていなかった。

　そのなかで、1990 年頃より、患者個々の栄養状態に基づいた臨床栄養管理の重要性が叫ばれるようになり、栄養のアセスメントやモニタリング、さらに各種栄養補給法の必要性や効果が明らかになってきた[1]。ところが、その方法は各医療機関や国家間で異なり、混乱状態が続いていた。

　このような状況を打破するために、1998 年にアメリカの「栄養と食事のアカデミー」（Academy of Nutrition and Dietetics：AND〔元アメリカ栄養士会〕）の Polly Fitz 会長は、Health Services Research に栄養管理に関するタスクホースを立ち上げた。2001 年から栄養管理に関する本格的な検討を始め、2003 年、AND はその成果をもとに Nutrition Care Process（NCP：栄養管理〔ケア〕プロセス）の導入を正式に決定した[2]。NCP 作成の検討過程で、特に強調されたことは、栄養管理に関する言語や概念、さらに方法の標準化と統一化であった。栄養管理方法やその評価法が統一化、さらに標準化されなければ、食事療法や栄養療法は混乱して国民や患者から信頼されず、利用者に不利益をもたらすことになるからである。

　つまり、NCP は、AND が保健、医療、福祉における栄養の公益性を第一に考えて作成したものである。NCP は、人間の栄養状態を改善するための「質の高い栄養管理システム」のプロセスを示したものであり、①栄養アセスメント（Nutrition Assessment）、②栄養診断（Nutrition Diagnosis）、③栄養介入（Nutrition Intervention）、④栄養モニタリングと評価（Nutrition Monitoring and Evaluation）から構成されている（**図 1**）。つまり、対象者の栄養状態の評価、判定から始まり、介入計画を策定し、実施し、その結果をモニタリングして再評価し、さらに介入を続けるサイクルになっている。

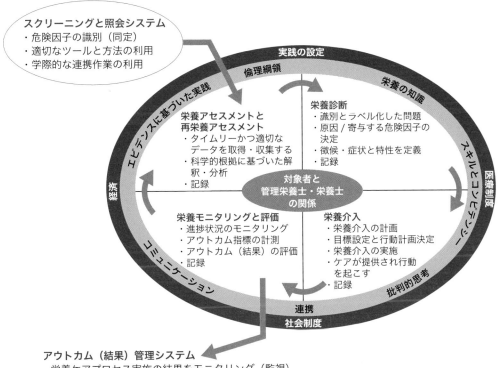

（『国際標準化のための栄養ケアプロセス用語マニュアル』第一出版より改変）

図1 栄養管理（ケア）プロセスとモデル

　2005 年、AND は NCP をさらに国際標準化にすることを提案し、同年の 8 月 23 日、24 日にシカゴの AND 本部で「食事療法の国際的標準化に関する会議（International Meeting on Standardized Language for Dietetics）」を開催した[3]。会議には、アメリカ、カナダ、イスラエル、オーストラリア、イギリス、日本の代表が参加した。医療制度、病院食や栄養管理の位置づけ、実施方法、教育・養成制度、さらに各国の栄養状態や栄養問題等に関して、活発な議論が行われた[4]。参加国は国際栄養士連盟を軸に、それぞれの国で NCP の教育、普及に努めることを約束した。

　その後、2008 年に横浜で開催された第 15 回国際栄養士会議（International Congress of Dietetics：ICD2008）で、ワークショップ（Evidence-based Practice：Nutrition Care Process and Standardized as Clinical Elements）が開催された。ワークショップでは、各国の代表から NCP の取り組みや研修の実体が報告された[5]。

　わが国では、NCP を基本にした Nutrition Care Management（NCM）の概念が作成され、2000 年の栄養士法改正以降、管理栄養士の教育や業務の根幹になった。2005 年の介護保険

制度改正で「栄養ケア・マネジメント」として位置づけられ、2006年の診療報酬改定には「入院栄養管理実施加算」として導入され、急性期のハイリスク者に対しては、2010年に「栄養サポートチーム加算」として結実した。

●2　栄養管理（ケア）プロセスの意義と方法

　栄養管理（ケア）プロセスは、質の高い栄養管理を提供するためのシステムアプローチであり、栄養管理の方法を示したモデルである[6]。しかし、この方法はあくまで栄養管理の方法のフレームワークを標準化したものであり、その中身は個々の対象者別に作成することになる。つまり、すべての患者・クライアントに同じ栄養・食事療法が実施されるものではない。患者・クライアントが持つ個々のニーズと特徴を考慮して、科学的エビデンスに基づいて行うことが必要になり、そのカギを握るのが栄養診断（Nutrition Diagnosis）であり、優れた栄養管理を実施するうえでの必須条件となる。

　栄養診断は、栄養アセスメントと栄養介入の中間に位置し、栄養アセスメントをもとに対象者の栄養状態を評価、判定することである。また、栄養診断では、栄養介入により解決、改善すべき特異的な課題を明確化することでもある。栄養アセスメントが、栄養状態を評価するために必要な各種のデータを収得、解明、さらに検証するためのシステマチックな方法であるのに対して、栄養診断は対象者が持つ栄養に関する特異的な課題を明確化することになる。つまり、栄養アセスメントが食物・栄養歴、生化学データー、メディカルテスト、処置、身体計測、身体徴候、治療歴等、各項目をそれぞれ評価するのに対して、栄養診断は個々の評価をもとに総合的な評価と判定を行うことになる。

　例えば、医師がそれぞれの患者の問診、身体徴候、自他覚症状、さらに臨床検査等を総合的に評価して、最終的に「○△病」と病名を診断するように、栄養診断は栄養アセスメント結果から標準化された基準により、栄養問題を一言で表現することになる。いわば、栄養診断は疾病に診断基準があるように、栄養状態の判定に国際的な基準を作成したのである。このようにすれば、専門職間のばらつきを最小限にし、栄養診断名を聞けば瞬時にその状態を理解することができ、解決すべき栄養の課題を判断することができる。また、標準化された方法で整理しておけば、栄養管理に関するデータの蓄積が可能となり、栄養介入によるエビデンスを作成するうえでも便利になる。

　一方で注意しなければならないこともある。栄養診断は医師が病気の診断をする医療診断（Medical Diagnosis）とは異なる点である。この理解は栄養診断を正しく普及させるうえでの重要な課題であり、シカゴ会議で長い議論を繰り返した。その結果、次のような理解に至った。つまり、栄養診断は栄養領域に限定された状態や現象を診断することであり、栄養療法の介入により改善できることが前提になる。例えば、「エネルギー・タンパク質欠乏症」や「脚気」は、医師が行う栄養性疾患の診断であるが、栄養診断は栄養アセスメントをもとにした

栄養状態の診断であり、エネルギーやタンパク質、あるいはビタミン B₁ の摂取不足状態が存在し、栄養素の摂取量を増加させると栄養状態の改善が期待できる場合に「エネルギー・タンパク質不足状態」や「ビタミン B₁ 不足状態」と栄養診断することになる。

●3 栄養診断の記述方法

　栄養診断は標準化された「PES」と呼ばれる方法で記述する（**表 1**）。PES の P（Problem or Nutrition Diagnosis Label）は、問題点や栄養診断を示し、患者やクライアントが改善すべき内容をいう。E（Etiology）は、栄養状態を悪化させている原因や誘因を示す。S（Sign/Symptoms）は、対象者の症状や徴候であり、栄養診断に導く栄養アセスメント上のデータである。PES の栄養診断は「S の根拠に基づき、E が原因や関係した、P と診断できる」と一文により記述する。このように表現すれば、医療関係者は栄養診断の根拠や栄養状態を悪化させた要因を共通して理解でき、栄養管理上重要な栄養不良の内容をすぐに知ることができる。

　例えば、摂取量が減少して痩せてきた患者に対して、栄養アセスメントでは、「4 週間の摂食率が低く、体重が 5kg 減少しているので摂取エネルギー不足である」と記載したとする。これでは「何が原因で摂取量が減少したのか」、「どの程度の不足なのか」を知ることができない。つまり、介入計画が立たないのである。

　これを PES で記述すると、E の原因として、合わない入れ歯と慢性的便秘による食欲低下があり、S の徴候として、4 週間の摂食率は平均 3 割減少し体重 5kg 減少であった場合では、「4 週間の摂食率が平均 3 割減少して体重 5kg 減少していることから（S）、合わない入れ歯と便秘による食欲低下により（E）、経口摂取量が不足している（P）」となる。PES の記述では E がその原因や誘因となっているので、次の過程である栄養介入では E を解決するために食事や栄養補給をどのように改善すべきかの栄養計画を策定していく（**表 2**）。栄養計画には治療上の計画（therapeutic plan）と教育上の計画（educational plan）があり、患者やクライアントの状態とニーズに合わせた適切な栄養介入の計画を作成することが必要になる。

　栄養計画に基づいて具体的な栄養介入を実施することが次の段階であり、①食物・栄養提

表1 PES による栄養診断の記述

(P) Problem or Nutrition Diagnosis Label	(E) Etiology	(S) Sign/Symptoms
問題点や栄養診断の表示 →患者やクライアントの栄養状態のなかで　修正すべき内容	原因 / 関係している危険因子 →栄養介入（計画と実施）	対象者の症状や徴候であり栄養診断を行うための栄養アセスメント上のデータ →栄養モニターと評価

記載方法：「S の根拠に基づき、E が原因や関係した、P と診断できる」

表2 栄養介入計画作成の注意点

1) 介入における優先順位を決める
2) 科学的根拠に基づくガイドラインを参照する
3) 期待される介入成果を設定する
4) 対象者と話し合う
5) 栄養介入計画と方策を明確にする
6) ケアに要する時間と頻度を明確にする
7) 必要なツールを確認する

供、②栄養教育、③栄養カウンセリング、④栄養ケアの調整の4つの構成からなる。

　最後の過程となるモニタリングや再アセスメントでは、栄養診断の根拠となったSが改善されたか否かを評価する。栄養介入によりどの程度変化したかを判定することになり、対象者の改善状態を数量化することがポイントになる。

　モニタリング項目が改善している場合には、栄養治療が計画どおりに実施されて、栄養状態を悪化させた原因や要因が改善に向かっていると評価できる。しかし、改善されていない場合は、なぜ改善しないかを再検討し、最初の過程に戻り、再アセスメントを行う。この場合、栄養診断の根拠になった栄養アセスメントが改善していながら、原因が改善しないのであれば栄養介入での計画が不適正であり、計画の変更を検討する必要がある。

　このようにしてマネジメントサイクルを回転させることにより、栄養状態を徐々に改善していくことが栄養管理の方法である。

4 栄養管理（ケア）プロセスと栄養指導

　栄養管理（ケア）プロセスは、マネジメントサイクルを基本にした栄養管理の方法を示したものである。前述したように、対象者の栄養状態を改善すべき具体的な介入方法には、①食物・栄養提供、②栄養教育、③栄養カウンセリング、④栄養ケアの調整がある。そこで、「栄養指導」を栄養教育と同義語にとらえれば、栄養指導は栄養管理（ケア）プロセスにおける介入方法の一部になり、このプロセスを栄養指導に活用することは困難になる。

　ところが、わが国における「栄養指導」は「栄養の指導」と解釈され、管理栄養士・栄養士の業務全般を示す意味にとらえられている。つまりここでいう「栄養指導」とは、対象者の栄養状態を改善する目的で行われる給食、栄養教育、栄養カウンセリング、栄養補給、さらに食環境の改善等を介した「栄養の指導」という意味でとらえている。このような多様な栄養改善業務を合理的かつ効果的に実施するためには、栄養管理（ケア）プロセスの活用が効果的である。

　本書は、このような観点から、対象が個人か集団かを問わずに栄養アセスメントを行い、

栄養診断、栄養介入、栄養モニタリングと評価、そして再栄養アセスメントにつなげるというサイクルを行うことで徐々に栄養状態を改善する「栄養指導」について、具体的な事例をもとに示したものである。

参考文献

1）細谷憲政：臨床栄養，人間栄養学，中村丁次編：チーム医療に必要な人間栄養学の取り組み．第一出版，p2-28，2012

2）Karen Lance, Ellen Pritchtt : Nutrition Care Process and Model : ADA adopts road map to quality care and outcomes, management, J.American Dietetic Association, 103（8），1061-1072, 2003

3）Documents of International Meeting on Standardized Language for Dietetics, August 23-24, 2005, American Dietetic Association, Chicago

4）中村丁次：栄養管理の国際的標準化と栄養診断の導入．臨床栄養，11（1）89-91.2006

5）Teiji Nakamura et al : Provide Dietitians the Key Elements Needed to Implement Evidence-Based Dietetics Practice in their Practice, Workshop, Abstract Book of 15th International Congress of Dietetics, 2008

6）日本栄養士会監訳：栄養診断，「国際標準化のための栄養ケアプロセス用語マニュアル」．第一出版，p197-337，2012

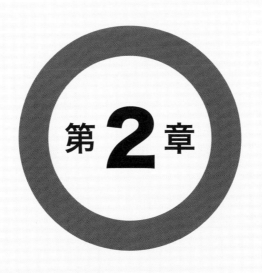

第2章

栄養管理プロセスを活用した栄養指導

■ ■ ■

甲南女子大学 医療栄養学部 教授

木戸康博

●1 栄養管理（ケア）プロセスとは

ヒトは体外から適切な栄養素（タンパク質、資質、炭水化物、ビタミン、ミネラル）を取り込む（消化・吸収）ことにより体内の代謝を円滑に行い、健康を保持・増進している。しかし、ヒトの体内環境は、身体状況や社会環境に反応して変化する。神経系、内分泌系、免疫系、循環系といった統制システムによって体内環境の恒常性が保持されているが、この恒常性が保持できなくなると健康障害が生じる。

健康の保持・増進、疾病の発症予防・治療・重症化予防、介護予防・フレイル予防に対する支援を通して望ましい栄養状態と食生活を実現することは、人々の QOL（quality of life ＝生活の質）の向上をもたらすために重要なことである。人々の QOL を向上させるためには、対象者や対象集団の行動変容が必要であり、望ましい栄養状態と食生活を実現することは、健康を維持増進させるだけでなく、ときには人生を変えることもある。

したがって、管理栄養士・栄養士が対象者や対象集団に対して栄養管理を行う場合には、全人的視点から科学的根拠に基づく情報を伝え、行動変容することを激励しなければならない。管理栄養士・栄養士は、対象者や対象集団に栄養管理を確実に提供することができる専門職である。

◾️1 栄養管理とは

栄養管理とは、上述したように人々の QOL の向上を目指すものであり、望ましい栄養状態と食生活の実現に向けての支援と活動を行う。栄養管理の対象者や対象集団は、「①栄養状態が良く、この状態を維持したい人、②栄養状態がどのような状態なのかわからない人、③栄養状態に問題を抱えたリスク保持者」である。栄養状態が悪い人はもちろん、現在は栄養状態が悪くなくても将来的に栄養状態が悪くなりそうな人にも早期から対応することが必要である。

◾️2 栄養管理に必要な知識

管理栄養士・栄養士の業務は、科学的根拠に基づく情報とともに、実践に必要な情報を提示するものでもある。そのためには、膨大な症例と学術論文から栄養管理に必要な情報を入手しなければならない。行動変容理論や栄養カウンセリングの技法を理解することはもとより、一般食や調整食を評価するためには、それぞれの食品に含まれる栄養素に関する詳しい知識も必要になる。特に、食生活を適正にするための食品と食事について熟知することは業務に不可欠である。

◾️3 栄養管理（ケア）プロセス

栄養管理（ケア）プロセス（Nutrition Care Process：NCP）とは、人々の栄養状態を改

善するための栄養管理の手順を示したものである（**図 1-①**）。また、栄養ケア・マネジメント（Nutrition Care and Management：NCM）は、栄養管理の概念を示したものである（**図 1-②**）。

栄養管理（ケア）プロセスの特徴は、栄養管理の過程を標準化し、コード化した栄養診断（Nutrition Diagnosis）が存在することである。この栄養診断は PES という方法で記述される。この PES で記述された報告書は「S の根拠に基づき、E が原因となった、P と栄養診断できる」という一文になる。このように標準化しコード化された方法で記述することにより、対象者や対象集団に関わる関連専門職が栄養診断の根拠や栄養状態を悪化させた要因を共通して理解でき、栄養管理をするうえでもっとも重要な栄養障害の内容がわかり、優先順序の高い栄養管理を実施できる。

管理栄養士・栄養士は、その勤務場所にかかわらず栄養管理（ケア）プロセスを実施し、その業務において標準化された用語を使用し、それらの業務を正確にコード化する必要がある。そして、管理栄養士・栄養士は栄養に関する標準用語のコード化と科学的根拠に基づく指針を使用して栄養管理を行わなければならない。

栄養管理（ケア）プロセスは、国際標準化した栄養管理の手順を示すものであり、①スクリーニングと照会システム、②栄養評価、③栄養診断、④栄養介入、⑤栄養モニタリングと評価（判定）、⑥アウトカム（結果）管理システムの 6 つの過程を計画的に実施し、繰り返し行うことで最終目標に近づくことができるという考えである。

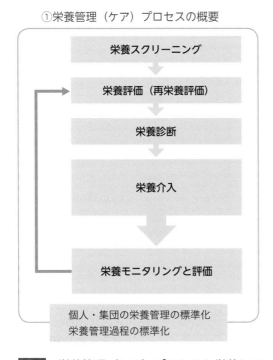

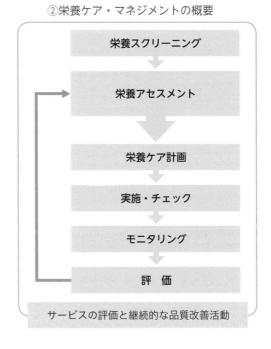

図 1 栄養管理（ケア）プロセスと栄養ケア・マネジメントの概要

●2　栄養管理（ケア）プロセスの基本的流れ

　栄養管理（ケア）プロセスはすべての人を対象に行われるが、効率的に支援するためには
ある程度の選別が必要である。そのためには、まず、個人や集団に対して栄養スクリーニン
グを行い、優先性を明確にする。次に、選別した対象者や対象集団に対して詳細な栄養評価
を行う。栄養評価をもとに対象者や対象集団の栄養状態を栄養診断する。栄養診断は、前述
したように栄養診断した根拠とその原因を明確にして PES 報告書としてまとめる。そして、
それに基づき栄養介入時のモニタリング計画（Monitoring Plan：Mx）、栄養介入実施計画（栄
養管理実施計画）（Therapeutic Plan：Rx）、栄養教育計画（Education Plan：Ex）を立案し、
栄養介入を実施する。

　その後、栄養モニタリング項目により栄養介入の経過や結果を評価・判定する。栄養介入
により栄養状態が改善され目的を達成できていれば、それまでの過程の記録をアウトカム（結
果）管理システムとして報告し、情報を共有する。目的を達成できていなければ再栄養評価
を行い、一連の栄養管理（ケア）プロセスの過程を繰り返し行い、目的の達成を目指す。

■1 スクリーニングと照会システム

　栄養管理ではその対象となる対象者や対象集団を選定しなければならない。そのためには、
栄養スクリーニングによるふるい分けを行う。栄養スクリーニングでは、迅速かつ簡単に対
象者や対象集団を絞り込まなければならない。

　個人に対する栄養管理の場合には、まず主観的評価による栄養スクリーニングの実施が効
果的である。

　集団に対する栄養管理の場合でも基本的な考え方は個人の場合と同じである。ただし集団
に対しては、性・年齢階級、身体特性、身体活動レベルなどの分布の把握、または推定を行う。
それぞれの過程では個人とは異なる栄養評価方法が用いられ、目標設定の概念も拡大する。

■2 栄養評価

　栄養評価とは、健康状態や栄養状態の改善、食生活向上などを目的とするプログラムを計
画するために、対象者や対象集団の健康・栄養状態、関連要因の実態を明らかにし、優先度
の高い課題を明確にする過程である。

　栄養評価では主観的情報のみならず、栄養状態の問題点や原因などをより正確に把握する
ために、科学的根拠のある客観的情報などが求められる。情報には栄養領域のものばかりで
なく、関連する領域からの情報も重要であり、栄養リスクに対する環境因子や対象者の心理
状態なども考慮しなければならない。

　栄養評価は**表1**に示すような5つの栄養評価コード・項目とそれに対する指標を用いて栄
養評価項目を標準化している。

表1　栄養評価のコード・項目とその内容

項目	内容
食物・栄養に関連した履歴 (Food/Nutrition Related History：FH)	食物・栄養素摂取、食物・栄養の管理、薬剤・補完的代替医療食品の使用、食物・栄養に関する知識・信念・態度、栄養管理に影響を及ぼす行動、食物および栄養関連用品の入手のしやすさ、身体活動と機能、栄養に関連した生活の質
身体計測 (Anthropometric Measurements：AD)	身長、体重、体格指数（BMI）、成長パターン指標・パーセンタイル値、体重歴
生化学データ、臨床検査と手順 (Biochemical Data、Medical Tests and Procedures：BD)	生化学検査値（例：電解質、グルコース、脂質）や検査（例：胃内容排泄時間、安静時エネルギー代謝量）
栄養に焦点を当てた身体所見 (Nutrition Focused Physical Findings：PD)	身体器官、筋肉や皮下脂肪の消耗、口腔衛生、吸引・嚥下・呼吸能力、食欲、感情からの所見
既往歴 (Client History：CH)	個人的、医療的、家族および社会的履歴についての現在、過去の情報

❸栄養診断

　栄養診断は、医学診断のように疾患または病態を定義するものではなく、栄養学上の問題を定義するものである。すなわち、栄養評価をもとに対象者や対象集団の栄養状態を診断するものである。

　栄養診断では**表2**に示すような4つの栄養診断コード・項目がある（161ページ～参照）。栄養に関する問題（栄養診断名）は重複する場合がほとんどであり、この場合は優先順位を付け、問題点（栄養診断名）を絞り込むことが必要である。

　栄養診断では栄養状態を診断した根拠とその原因を明確にしてPES報告書としてまとめる。PES報告書では「Sの根拠に基づき、Eが原因や関係した、Pと栄養診断できる」と一文により記述する。この報告書であれば、対象者や対象集団に関わる関連専門職が栄養診断の根拠や栄養状態を悪化させた要因を共通して理解でき、栄養管理上もっとも重要な栄養障害の内容を知ることができ、優先順序の高い栄養管理を実施できる。

❹栄養介入

　栄養介入は栄養診断をもとに行われる実際の活動である。栄養介入は栄養介入の計画と実施という2つの互いに関連する項目から成り立っている。栄養介入の計画では、栄養診断のPES報告書に基づき、モニタリング計画（Mx）、栄養介入実施計画（栄養管理実施計画）（Rx）、栄養教育計画（Ex）に分けて作成する（**図2**）。

　ここで重要なことは、モニタリング計画はPES報告書の「S」と関連付けて作成し、栄養

表2　栄養診断のコード・項目とその内容

項目	内容
摂取量 (Nutrition Intake：NI)	経口摂取や栄養補給法から摂取するエネルギー・栄養素・液体・生物活性物質に関わることがら
臨床栄養 (Nutrition Clinical：NC)	医学的または身体的状況に関連する栄養の所見・問題
行動と生活環境 (Nutrition Behavioral/environmental：NB)	知識、態度、信念、物理的環境、食物の入手、食の安全に関連して認識される栄養所見・問題
その他の栄養 (Nutrition Other：NO)	摂取量、臨床または行動と生活環境の問題として分類されない栄養学的所見

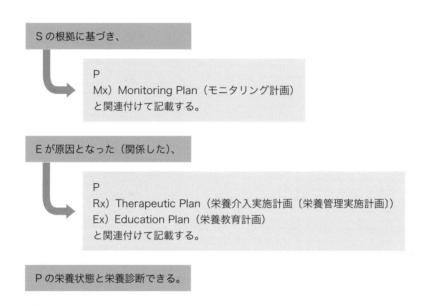

図2　栄養診断の PES 報告と計画（Plan）の関連付け

介入実施計画（栄養管理計画）と栄養教育計画は PES 報告書の「E」と関連付けて作成することである。栄養介入の実施は栄養介入の計画に従って行われる。対象者や対象集団の行動変容ステージを評価して対応することが重要である。

⑤栄養モニタリングと評価（判定）

　栄養モニタリングは、栄養管理（ケア）プロセス全体をモニタリングすることにより、効果的に目標達成ができたかどうかを評価（判定）するために行われる。栄養モニタリング項目は、栄養診断における PES 報告書の「S：栄養診断の科学的根拠」に挙げたものになる。

また、栄養モニタリングは、経過評価モニタリング、影響評価モニタリング、結果評価モニタリングなどに分類して整理するとわかりやすい。

⑥アウトカム（結果）管理システム

栄養管理（ケア）プロセスでは、栄養管理の評価（企画評価、経過評価、影響評価、結果評価、経済評価、総合評価）を行い、その評価結果を記録することによって、栄養管理の科学的根拠を提供し、標準化をさらに推進することができる。

栄養管理の目標に対する達成度や新たに生じる問題点に対しては、実施している栄養介入計画を修正しながら、最終目標に向かって繰り返し栄養管理（ケア）プロセスを行うことが必要である。そうすることで結果的に対象者や対象集団の健康・栄養状態の改善につながる。

●3 栄養管理（ケア）プロセスの活用

栄養管理ではじめに行うことは、対象者や対象集団に対して科学的根拠に基づく正しい食と栄養の情報をわかりやすく提供することである。保健、医療、福祉、教育など分野が異なっていても、対象者や対象集団のさまざまな情報をもとに栄養診断することは共通している。

また、栄養状態を悪化させている原因や誘因（E）の多くは、食と栄養の情報が正しく理解されていない場合であることが多く、その栄養診断は「栄養に関する知識不足」となる。つまり、対象者や対象集団はどのような栄養問題があるのか、その栄養問題にどのように対応すればよいのかわからない状態である。したがって、管理栄養士・栄養士は科学的根拠に基づき栄養問題の解決方法を丁寧にわかりやすく説明しなければならない。

そのためには、常に新しい情報を入手して食と栄養の専門職としての知識と技術の向上に努めなければならない。管理栄養士・栄養士は知識や技術を駆使して、なぜ味覚が低下するのか、なぜ食欲が出ないのか、なぜ食欲が旺盛なのか、それは病気が原因なのか、栄養管理上の問題なのか、味覚や食欲を減退させたり増進させたりするものは何か、さらに、栄養素の消化、吸収、代謝に影響を与えているものは何か、精神的問題なのか——など、さまざまな観点から、栄養問題解決のための原因や誘因（E）を考えなければならない。

栄養管理（ケア）プロセスのなかでもっとも重要なことは、栄養問題の本質的な原因や誘因（E）を見抜く知識と技術を身に付けることである。また、栄養管理（ケア）プロセスを活用する能力を身に付けることは、すべての職域の管理栄養士・栄養士に必須の課題である。事例や症例をもとに、職域ごとの身近なグループで、関連職種を交えたグループで、ベテランと新人を交えたグループで、栄養管理（ケア）プロセスを活用する能力を身に付けることが必要である。

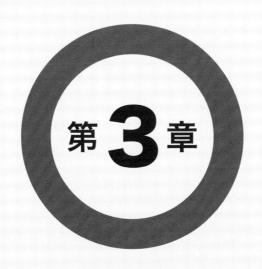

第3章

『日本人の食事摂取基準』（2020年版）による栄養指導の考え方

女子栄養大学 栄養生理学研究室 教授

上西 一弘

●1　はじめに

　『日本人の食事摂取基準』（厚生労働省）は、それまでの『日本人の栄養所要量』（旧厚生省）が発展するかたちで 2005（平成 17）年に公表され、以後 5 年ごとに改定されてきた。『日本人の栄養所要量』との大きな違いは、栄養所要量が主に栄養の不足や欠乏の予防を目的としていたのに対して、食事摂取基準は栄養の不足や欠乏の予防だけではなく、過剰摂取による健康障害の予防、さらには生活習慣病の予防も目的としている点である。

　生活習慣病の予防に関して、『日本人の食事摂取基準（2005 年版）』、『日本人の食事摂取基準（2010 年版）』（以下、2010 年版）ではおもに発症予防が目的とされていたが、『日本人の食事摂取基準（2015 年版）』（以下、2015 年版）からは発症予防に加え、重症化予防も視野に入れている。

　したがって、2020（令和 2）年 4 月から使用されている 2020 年版は、その対象者として、健康な個人および集団だけではなく、生活習慣病の保健指導レベルにあるものも含むことになる。食事摂取基準を正しく理解して、栄養指導に用いることが必要である。本章では、2020 年版の概要と、それを用いた栄養指導の考え方について紹介する。

●2　策定の目的と背景

　2020 年版の策定目的は、これまでと同様、最終目標は健康寿命の延伸であり、そのために、健康の保持・増進、生活習慣病の予防が目的とされている。

　わが国は超高齢社会であり、『健康日本 21（第二次）』（厚生労働省）においても、主要な生活習慣病の予防と重症化予防の徹底とともに、社会生活を営むために必要な機能の維持および向上が推進されている。同時にフレイルの予防が重要な健康課題となっている。

　このような背景にあって、2020 年版では、栄養に関連した身体・代謝機能の低下の回避の観点から、これまで同様に健康の保持・増進、生活習慣病の発症予防および重症化予防に加え、新たに高齢者の低栄養予防やフレイル予防も視野に入れて策定が行われた。

　『日本人の食事摂取基準』は、科学的根拠に基づいた策定が基本であり、システマティック・レビュー（系統的レビュー）の手法を用いて、国内外の学術論文や入手可能な学術資料を最大限に活用している。2020 年版の特徴として、目標量の算定については、そのエビデンスレベルが示されている（**表 1**）。

| 表1 | 目標量の算定で示されたエビデンスレベル |

エビデンスレベル		目標量の算定に用いられた根拠	該当する栄養素
高 ↑ ↓ 低	D1	介入研究、またはコホート研究のメタ・アナリシス、並びに、その他の介入研究、コホート研究に基づく	タンパク質、飽和脂肪酸、食物繊維、ナトリウム（食塩相当量）、カリウム
	D2	複数の介入研究またはコホート研究に基づく	―
	D3	日本人の摂取量等の分布に関する観察研究（記述疫学研究）に基づく	脂質
	D4	他の国・団体の食事摂取基準またはそれに類似する基準に基づく	―
	D5	その他	炭水化物

・複数のエビデンスレベルが該当する場合は上位のレベルとする。
・目標量は食事摂取基準として十分な科学的根拠がある栄養素について策定するものであり、エビデンスレベルはあくまでも参考情報である点に留意すべきである。なお、日本人の食事摂取基準2020年版で目標量が策定されている栄養素は、表に示したように、タンパク質、脂質、飽和脂肪酸、炭水化物、食物繊維とナトリウム、カリウムである。
・炭水化物の目標量は、総エネルギー摂取量から、タンパク質および脂質が占めるエネルギーを差し引いた値である。
（『日本人の食事摂取基準〔2020年版〕』より改変）

③ 2015年版からの主な変更点

　2020年版は基本的に2015年版を踏襲しているが、いくつかの変更点がある。2015年版からの主な変更点について紹介する。

❶高齢者の年齢区分

　2020年版の年齢区分は**表2**のとおりである。これまでの日本人の食事摂取基準では1歳未満を乳児、1〜17歳を小児、18歳以上を成人、高齢者を区分する必要がある場合には、70歳以上を高齢者としてきた。

　しかし、2020年版では高齢者の低栄養の予防やフレイルの予防のために、高齢者の年齢区分を65歳以上とし、さらに65〜74歳、75歳以上の2つの区分を設定してある。ただし、高齢者、特に75歳以上のエビデンスは少なく、数値を利用する際には注意が必要である。また、高齢者は個人差が大きいことにも注意すべきである。

❷高齢者のタンパク質の目標量

　タンパク質は摂取量が多すぎても、脂質や炭水化物とともに生活習慣病の発症および重症化に関連する。したがって、タンパク質の不足や欠乏の予防のための指標（推定平均必要量、

表2 年齢区分（歳）

2015 年版	2020 年版
0 〜 5	0 〜 5
6 〜 11	6 〜 11
1 〜 2	1 〜 2
3 〜 5	3 〜 5
6 〜 7	6 〜 7
8 〜 9	8 〜 9
10 〜 11	10 〜 11
12 〜 14	12 〜 14
15 〜 17	15 〜 17
18 〜 29	18 〜 29
30 〜 49	30 〜 49
50 〜 69	50 〜 64
	65 〜 74
70 以上	75 以上

・2020 年版では高齢者の年齢区分が変更された。

（『日本人の食事摂取基準〔2020 年版〕』より改変）

推奨量）とともに、生活習慣病の予防のための目標量が脂質、炭水化物と同様に設定されている。このタンパク質の目標量は、高齢者の低栄養予防、フレイル予防のためにも重要である。タンパク質の目標量は摂取エネルギーの 13 〜 20％エネルギーとされているが、65 歳以上の高齢者では、2020 年版で下限値が引き上げられ、15 〜 20％エネルギーとされた（**表3**）。

③食塩の目標量

　日本人の食塩摂取量は多く、高血圧や慢性腎臓病の発症予防、重症化予防の観点から、その摂取量を減らすことが推奨されてきている。世界保健機関（World Health Organization：WHO）は一般成人に対して 5g/日という目標量を設定しているが、日本人の食事でこの値をクリアすることは難しいと考えられる。実際に『国民健康・栄養調査』（厚生労働省）の結果をみても、この値は下方 5 パーセンタイル付近である。

　したがって、2015 年版と同様に、実施可能性を考慮して、WHO が提案している 5g/日と、2017（平成 28）年の『国民健康・栄養調査』における摂取量の中央値との中間の値をとり、この値未満を成人の目標量とした。その結果、2015 年版の値よりも男女それぞれ 0.5g/日低い、成人男性 7.5g/日、成人女性 6.5g/日未満が目標量となった。この目標量は、高血圧、慢性腎臓病の発症予防のための値である（**表4**）。

表3 エネルギー産生栄養素バランス（％エネルギー）

性別	男性				女性			
	目標量[1,2]				目標量[1,2]			
年齢等	タンパク質[3]	脂質[4]		炭水化物[5,6]	タンパク質[3]	脂質[4]		炭水化物[5,6]
		脂質	飽和脂肪酸			脂質	飽和脂肪酸	
0〜11 （月）	—	—	—	—	—	—	—	—
1〜2 （歳）	13〜20	20〜30	—	50〜65	13〜20	20〜30	—	50〜65
3〜14 （歳）	13〜20	20〜30	10以下	50〜65	13〜20	20〜30	10以下	50〜65
15〜17 （歳）	13〜20	20〜30	8以下	50〜65	13〜20	20〜30	8以下	50〜65
18〜49 （歳）	13〜20	20〜30	7以下	50〜65	13〜20	20〜30	7以下	50〜65
50〜64 （歳）	14〜20	20〜30	7以下	50〜65	14〜20	20〜30	7以下	50〜65
65〜74 （歳）	15〜20	20〜30	7以下	50〜65	15〜20	20〜30	7以下	50〜65
75以上 （歳）	15〜20	20〜30	7以下	50〜65	15〜20	20〜30	7以下	50〜65
妊婦 初期					13〜20	20〜30	7以下	50〜65
中期					13〜20			
後期					15〜20			
授乳婦					15〜20			

1 必要なエネルギー量を確保したうえでのバランスとすること。
2 範囲に関しては、おおむねの値を示したものであり、弾力的に運用すること。
3 65歳以上の高齢者について、フレイル予防を目的とした量を定めることは難しいが、身長・体重が参照体位に比べて小さい者や、特に75歳以上であって加齢に伴う身体活動量が大きく低下した者など、必要エネルギー摂取量が低い者では、下限が推奨量を下回る場合があり得る。この場合でも、下限は推奨量以上とすることが望ましい。
4 脂質については、その構成成分である飽和脂肪酸など、質への配慮を十分に行う必要がある。
5 アルコールを含む。ただし、アルコールの摂取を勧めるものではない。
6 食物繊維の目標量を十分に注意すること。

（『日本人の食事摂取基準〔2020年版〕』より改変）

4 生活習慣病の重症化予防のための食塩、コレステロールの値

　生活習慣病の重症化予防のための食塩、コレステロールの値は、2020年版で新たに設定された値であり、発症予防のための目標量ではなく、重症化予防のための目標量である。食塩については、高血圧および慢性腎臓病の重症化予防のために成人男女共通で6g/日未満という値が設定された。

　コレステロールは体内で合成されることもあり、脂質異常症の発症予防のため目標量は設定されていないが、重症化予防のためには200mg/日未満にすることが望ましいとされた。

表4 ナトリウムの食事摂取基準（mg/日、（　）は食塩相当量〔g/日〕）[1]

性別	男性			女性		
年齢等	推定平均必要量	目安量	目標量	推定平均必要量	目安量	目標量
0〜5 （月）	—	100 (0.3)	—	—	100 (0.3)	—
6〜11 （月）	—	600 (1.5)	—	—	600 (1.5)	—
1〜2 （歳）	—	—	(3.0 未満)	—	—	(3.0 未満)
3〜5 （歳）	—	—	(3.5 未満)	—	—	(3.5 未満)
6〜7 （歳）	—	—	(4.5 未満)	—	—	(4.5 未満)
8〜9 （歳）	—	—	(5.0 未満)	—	—	(5.0 未満)
10〜11 （歳）	—	—	(6.0 未満)	—	—	(6.0 未満)
12〜14 （歳）	—	—	(7.0 未満)	—	—	(6.5 未満)
15〜17 （歳）	—	—	(7.5 未満)	—	—	(6.5 未満)
18 以上 （歳）	600 (1.5)	—	(7.5 未満)	600 (1.5)	—	(6.5 未満)
妊婦				600 (1.5)	—	(6.5 未満)
授乳婦				600 (1.5)	—	(6.5 未満)

1　高血圧及び慢性腎臓病（CKD）の重症化予防のための食塩相当量の量は、男女とも 6.0g/日未満とした。

（『日本人の食事摂取基準〔2020 年版〕』より改変）

● ④ 食事摂取基準の基本

　次にエネルギーと栄養素の考え方におけるそれぞれに策定された指標について解説する。

■1 エネルギー

　エネルギーについては、2010 年版までの摂取基準には推定エネルギー必要量が用いられてきた。これは性別や年齢階級別、身体活動レベル別にエネルギー必要量を示すものである。しかし、2015 年版からは、エネルギーの摂取量および消費量のバランス（エネルギー収支バランス）の維持を示す指標として、BMI（Body Mass Index）が用いられている。基本的には、エネルギー収支バランスがとれていることが望ましいが、肥満ややせの人でも、体重や体組成に変化がなければ、エネルギー収支バランスに問題はないということである。

　しかし、健康の保持・増進、生活習慣病の予防の観点からは、望ましい体重、体組成を維持することが重要である。したがって、2020 年版では成人における観察疫学研究において報告された総死亡率がもっとも低かった BMI の範囲や日本人の BMI の実態などを総合的に検証し、目標とする BMI の範囲が提示されている（**表5**）。

表5 目標とする BMI の範囲

年齢（歳）	目標とする BMI（kg/m²）
18 ～ 49	18.5 ～ 24.9
50 ～ 64	20.0 ～ 24.9
65 ～ 74³	21.5 ～ 24.9
75 以上 ³	21.5 ～ 24.9

1 男女共通。あくまでも参考として使用すべきである。
2 観察疫学研究において報告された総死亡率が最も低かった BMI をもとに、疾患別の発症率と BMI の関連、死因と BMI との関連、喫煙や疾患の合併による BMI や死亡リスクへの影響、日本人の BMI の実態に配慮し、総合的に判断し目標とする範囲を設定。
3 高齢者では、フレイルの予防および生活習慣病の発症予防の両者に配慮する必要があることも踏まえ、当面目標とする BMI の範囲を 21.5 ～ 24.9kg/m² とした。

（『日本人の食事摂取基準〔2020 年版〕』より改変）

❷栄養素の不足・欠乏の予防

①推定平均必要量

　ある対象集団において測定された必要量の分布に基づき、母集団（例えば、30 ～ 49 歳の男性）における必要量の平均値の推定値を示すものとして、推定平均必要量（estimated average requirement：EAR）を定義する。つまり、当該集団に属する 50％の者が必要量を満たす（同時に、50％の者が必要量を満たさない）と推定される摂取量として定義される。

　個人では不足の確率が 50％であり、この値を下回って摂取することや、この値を下回っている対象者が多くいる場合は問題が大きいと考える。

②推奨量

　ある対象集団において測定された必要量の分布に基づき、母集団に属するほとんどの者（97 ～ 98％）が充足している量として、推奨量（recommended dietary allowance：RDA）を定義する。推奨量は推定平均必要量が与えられる栄養素に対して設定され、推定平均必要量を用いて算出される。

　個人の場合は不足の確率がほとんどなく、集団の場合は不足が生じていると推定される対象者がほとんど存在しない摂取量であることから、この値の付近かそれ以上を摂取していれば不足しているリスクはほとんどないものと考えられる。

③目安量

　特定の集団におけるある一定の栄養状態を維持するのに十分な量として、目安量（adequate intake：AI）を定義する。十分な科学的根拠が得られず推定平均必要量が算定できない場合に算定するものとする。実際には、特定の集団において不足状態を示す者がほとんど観察されない量として与えられる。基本的には、健康な多数の者を対象として栄養素摂取量を観察した疫学的研究によって得られる。

目安量以上を摂取していれば、不足しているリスクは非常に低い。したがって、目安量付近を摂取していれば個人の場合は不足の確率がほとんどなく、集団の場合は不足が生じていると推定される対象者はほとんど存在しない。

❸栄養素の過剰摂取による健康障害の予防

耐容上限量

健康障害をもたらすリスクがないとみなされる習慣的な摂取量の上限として、耐容上限量（tolerable upper intake level：UL）を定義する。これを超えて摂取すると、過剰摂取によって生じる潜在的な健康障害のリスクが高まると考える。耐容上限量は、この値を超えて摂取した場合、過剰摂取による健康障害が発生するリスクが 0 より大きいことを示す値である。通常の食品を摂取している限り、耐容上限量を超えて摂取することはほとんどあり得ない。

また、耐容上限量の算定は理論的にも実験的にもきわめて難しく、多くは少数の発生事故事例を根拠としている。これは、耐容上限量の科学的根拠の不十分さを示すものである。そのため、耐容上限量は「これを超えて摂取してはならない量」というよりもむしろ、「できるだけ接近することを回避する量」と理解できる。

❹栄養素の摂取による生活習慣病の予防

目標量

生活習慣病の発症予防を目的として、現在の日本人が当面の目標とすべき摂取量として、目標量（tentative dietary goal for preventing life-style related diseases：DG）を設定する。これは、疫学研究によって得られた知見を中心とし、実験栄養学的な研究による知見を加味して策定されるものである。

目標量は生活習慣病の発症予防を目的として算定された指標である。しかし、生活習慣病の原因は多数あり、食事はその一部である。したがって、目標量だけを厳しく守ることは、生活習慣病の発症予防の観点からは正しいことではない。

例えば、高血圧の危険因子の 1 つとしてナトリウム（食塩）の過剰摂取があり、主としてその観点からナトリウム（食塩）の目標量が算定されている。しかし、高血圧が関連する生活習慣としては、肥満や運動不足等とともに、栄養面ではアルコールの過剰摂取やカリウムの摂取不足も挙げられる。ナトリウム（食塩）の目標量の扱い方は、これらを十分に考慮し、さらに対象者や対象集団の特性も十分に理解したうえで決定する。

また、栄養素の摂取不足や過剰摂取による健康障害に比べると、生活習慣病は非常に長い年月の生活習慣（食習慣を含む）の結果として発症する。生活習慣病のこのような特性を考えれば、短期間に強く管理するものではなく、長期間（例えば生涯を通して）を見据えた管理が重要である。

生活習慣病の重症化予防については、先述したように 2020 年版から食塩相当量、コレス

テロール値が新たに策定されている。

5 2020年版による栄養指導の考え方

『日本人の食事摂取基準』の活用に当たっては、まずは対象者の食事摂取状況を把握することが必要である。

エネルギー摂取量については、BMIを確認することになる。また、何らかの食事調査を行い、あるいは生体指標のデータがある場合は、それらも利用して栄養素の摂取状況を把握する。そしてこれらの結果に基づいて、食事摂取基準を活用することになる。

2020年版ではエネルギー、エネルギー産生栄養素、ビタミン13種類、ミネラル13種類についての摂取基準が示されているが、実際の栄養指導の際には、どのように考えればよいのだろうか。

すべての栄養素の重要度は同じではなく、優先順位が考えられる。疾患によって、さらに個人の置かれている状況によって栄養素の優先順位が変わる可能性があるが、ここでは一般的なケースを想定してみると、おそらく多くのケースで次のように考えられるだろう。

・エネルギー必要量を考える。
・エネルギー産生栄養素バランスを考える（タンパク質、脂質を考え、残りが炭水化物）。
・ビタミン、ミネラルを考える（疾患や個人の状況によって、優先すべきビタミン、ミネラルは変わる可能性がある）。

❶エネルギー必要量を考える

エネルギーについては、先述したようにまずは身長と体重からBMIを計算する。高齢者の円背などで身長が正確に測定できない場合には、指極や膝高などから身長を推定することも必要である。計算されたBMIが目標とするBMIの範囲を下回っていれば「不足」、上回っていれば「過剰」のおそれがないか、ほかの要因も含め総合的に判断することになる。

生活習慣病の発症予防の観点からは、体重管理の基本的な考え方や各年齢階級の望ましいBMI（体重）の範囲をふまえて個人の特性を重視し、対応することが望まれる。

また、生活習慣病の重症化予防の観点からは、体重の減少率と健康状態の改善状況を評価しつつ、調整していくことが望まれる。なお、BMIは経時的に観察してその変動を評価していくことが重要である。

計算されたBMIをもとにエネルギー量を決めることになる。目標とするBMIの範囲内であれば、現在のエネルギー摂取量を参考にエネルギー量を決めればよい。目標とするBMIの範囲を下回っていれば、少しでも体重が増加するようにエネルギー摂取量を増やすことになる。また、目標とするBMIの範囲を上回っていれば、体重を減少させるようにエネルギー量を減らすことになる。

❷エネルギー産生栄養素バランスを考える（タンパク質、脂質、炭水化物）

　エネルギー量が決まれば、次にそのエネルギーの供給源となる栄養素の量を決めることになる。基本的には**表 3**（27 ページ）の％エネルギー（タンパク質、脂質、炭水化物のエネルギーが総エネルギーに占める割合）を目指すことになる。エネルギー産生栄養素のなかでもタンパク質は重要であり、まずはタンパク質の量を決める。このとき、注意しなければならないのが、高齢者の目標量であり、先述したように、下の値がほかの年齢階級よりも少し高めに設定されている。

　タンパク質の次は脂質の量を決めることになる。ここで重要なことは、脂質の上の値は、飽和脂肪酸の上限値を考慮した値であり、摂取する脂質の組成も考慮する必要がある。飽和脂肪酸の多い脂質に偏らないようにすることが必要である。

　残りを炭水化物の量とするが、この炭水化物には食物繊維も含まれる。また、アルコールを摂取している場合には、炭水化物に含めることとされている。

　2020 年版には、エネルギー産生栄養素バランスの活用上の注意点として、次の 3 点が記載されている。

・基準とした値の幅の両端は明確な境界を示すものではない。このことを十分に理解して柔軟に用いるべきである。また、各栄養素の範囲の下端や上端を合計しても 100％にならないことにも注意すべきである。

・脂質および炭水化物については、それぞれの栄養素の質、すなわち、構成成分である個々の脂肪酸や個々の糖の構成（特に、飽和脂肪酸と食物繊維）に十分に配慮すること。

・何らかの疾患を特定してその疾患の発症予防を試みたり、その疾患の重症化予防を試みたりする場合には、期待する予防の効果とともに、これらの栄養素バランスに関する対象者の摂取実態などを総合的に把握し、適正な構成比率を判断すること。

❸ビタミン、ミネラルを考える

　ビタミン、ミネラルについては、基本的には不足や欠乏しないように、推奨量、目安量付近の摂取を目指すことが基本である。2020 年版の変更で注目すべきビタミン、ミネラルを中心に紹介する。

①ビタミン D

　ビタミン D はわが国だけではなく、世界的にも不足・欠乏が危惧されている栄養素である。わが国ではビタミン D の主要な供給源は魚類である。また、紫外線に当たることで皮膚でも生成されるので、適度な日照曝露が必要である。しかし、近年の魚離れと過度の紫外線対策もあり、ビタミン D の栄養状態が悪い人が多いと考えられる。

　ビタミン D の食事摂取基準は、目安量で示されているが、この値は骨折の予防を加味した値となっている。さらに、紫外線に当たることで皮膚で生成される量も加味されている。

2015 年版よりも高く設定されており（2015 年版は 5.5μg/日、2020 年版は 8.5μg/日）、ビタミン D の積極的な摂取が望まれる。特に入院患者や施設入所者など室内で過ごすことが多い場合は、日照曝露量が少ないことが予想されるので注意が必要である。

②ビタミン B₁、ビタミン B₂、ビタミン C

ビタミン B₁、ビタミン B₂、ビタミン C の推定平均必要量、推奨量は欠乏症を予防するための値よりも高めに設定されている。すなわち、ビタミン B₁ とビタミン B₂ はどちらも体内飽和量をもとに数値が策定されている。ビタミン C は壊血病の予防ではなく、抗酸化能、心血管疾患の予防を目的とした値である。したがって、短期間に推奨量を下回っても、直ちに欠乏症になるわけではない。そのため、災害時等の避難所における食事提供の計画・評価において、当面の目標とする栄養の参照量として活用する際には注意が必要と記載されている。

③ナトリウム

ナトリウム（以下、食塩相当量）は、高血圧、慢性腎臓病との関わりから、その摂取量をできるだけ少なくすることが望まれている。2020 年版で注意が必要なのは、生活習慣病の発症予防のための目標量と、重症化予防のための値の 2 つが策定されている点である。

・生活習慣病の発症予防：成人男性 7.5g/日未満（目標量）、成人女性 6.5g/日未満（目標量）

・生活習慣病の重症化予防：成人男女を問わず 6.0g/日未満

高血圧のガイドラインや慢性腎臓病のガイドラインなども 6.0g/日未満を推奨していることから、重症化予防を考える場合はもちろん、発症予防を考える場合にも、6.0g/日未満を目指すのが良いといえる。ただし、先述したように、特に高齢者では減塩によって、摂食量全体が減少して、低栄養やフレイルにつながるようなことは避けなければならない。

④カルシウム

カルシウムは日本人の摂取水準が低い代表的な栄養素である。骨粗しょう症の予防のみならず、治療においても適切なカルシウム摂取が必要である。

⑤微量栄養素

ここで紹介した以外にも、食事摂取基準では、多くのビタミン、ミネラルの値が示されている。これらの栄養素を摂取するためには、できるだけ多くの種類の食品を摂取することが望まれる。

しかし、近年サプリメントや強化食品からこれらの栄養素を摂取する場合も多い。微量栄養素の多くは、食品からの摂取では過剰になることは少ないが、サプリメントや強化食品からの摂取では過剰になることがある。食事摂取状況を把握する際に、これらの使用状況を確認しておくことが不可欠である。

● ⑥　欠乏のための指標と、目標量の使い分け

　2020 年版において、目標量が設定されているのは、エネルギー産生栄養素である、タンパク質、脂質、飽和脂肪酸、炭水化物、食物繊維と多量ミネラルのナトリウム、カリウムだけである。これらの目標量は、現在よりも摂取量を増やすことを目指すものと、減らすことを目指すもの、ある範囲内に入ることを目指すものがある。不足や欠乏を予防するための推奨量や目安量とは異なることに注意しなければならない。

　また、目標量は生活習慣病の発症予防を目的としたものであり、短期間で効果を期待するものではないことから、対象者の食生活に取り入れていけるような緩やかな指導を心がけることも必要である。

● ⑦　新たに設定された重症化予防の値の考え方

　2020 年版では、新たに生活習慣病の重症化予防のための値として、食塩相当量、コレステロールの 2 つについて数値が設定された。

　食塩相当量は、高血圧および慢性腎臓病を想定したものである。その数値は 1 日 6.0g 未満とされた。

　コレステロールは脂質異常症を想定したものであり、その数値は 1 日 200mg 未満が望ましいとされた。ここでコレステロールの供給源となる鶏卵について考えてみたい。

　『日本食品標準成分表 2015』（文部科学省）によると鶏卵 100g 当たりのコレステロール量は 420mg、標準的な鶏卵 1 個を 50g とすると 210mg となる。それでは脂質異常症の人が重症化予防を考える場合に、鶏卵を食べてはいけないだろうか。答えは否である。なぜなら、食事摂取基準は「習慣的な摂取量」を考えているからである。1 日当たり、あるいは 1 食当たりの食事を評価するものではない。この点は食事摂取基準の非常に重要なポイントである。それにもかかわらず、日々の食事の栄養素量を評価しているケースは多い。食事摂取基準を用いて栄養素等の摂取量を見るときには習慣的であるかが重要で、おおむね 1 か月程度を総合的に評価するべきである。

　また、2020 年版のコレステロールの重症化予防のための値は独立した表としては示されず、**表 6**「飽和脂肪酸」の食事摂取基準の脚注に記載されている。

● ⑧　食事制限が必要な場合の注意点

　疾患によっては、さまざまな栄養素の食事制限が必要になる場合もある。この場合には、食事摂取基準を基本に疾患ごとのガイドラインを参照していくことになる。ここで重要なの

表6 飽和脂肪酸の食事摂取基準 (%エネルギー)[1, 2]

性別	男性	女性
年齢等	目標量	目標量
0〜5　（月）	―	―
6〜11　（月）	―	―
1〜2　（歳）	―	―
3〜14　（歳）	10 以下	10 以下
15〜17（歳）	8 以下	8 以下
18 以上　（歳）	7 以下	7 以下
妊婦		7 以下
授乳婦		7 以下

1　飽和脂肪酸と同じく、脂質異常症および循環器疾患に関与する栄養素としてコレステロールがある。コレステロールに目標量は設定しないが、これは許容される摂取量に上限が存在しないことを保証するものではない。また、脂質異常症の重症化予防の目的からは、200mg/日未満に留めることが望ましい。

2　飽和脂肪酸と同じく、冠動脈疾患に関与する栄養素としてトランス脂肪酸がある。日本人の大多数は、トランス脂肪酸に関する世界保健機関（WHO）の目標（1％エネルギー未満）を下回っており、トランス脂肪酸の摂取による健康への影響は、飽和脂肪酸の摂取によるものと比べて小さいと考えられる。ただし、脂質に偏った食事をしている者では、留意する必要がある。トランス脂肪酸は人体にとって不可欠な栄養素ではなく、健康の保持・増進を図る上で積極的な摂取は勧められないことから、その摂取量は1％エネルギー未満に留めることが望ましく、1％エネルギー未満でもできるだけ低く留めることが望ましい。

（『日本人の食事摂取基準〔2020 年版〕』より改変）

が、参照するガイドラインが最新版であることを確認することだ。『日本人の食事摂取基準』は 5 年ごとに改定されるので改定時期が明確であり旧版を参照してしまう間違いは少ないが、疾患ごとのガイドラインの改定は不定期であるため、常に最新の情報を収集しておくことが不可欠である。

参考文献
1）厚生労働省「日本人の食事摂取基準（2020 年版）」「日本人の食事摂取基準」策定検討会報告書
　　https://www.mhlw.go.jp/content/10904750/000586553.pdf
2）厚生労働省「日本人の食事摂取基準（2005 年版）」概要
　　https://www.mhlw.go.jp/houdou/2004/11/h1122-2.html
3）厚生労働省「日本人の食事摂取基準（2010 年版）」「日本人の食事摂取基準」策定検討会報告書
　　https://www.mhlw.go.jp/shingi/2009/05/s0529-4.html

4）厚生労働省：「日本人の食事摂取基準（2015 年版）」策定検討会報告書
　　https://www.mhlw.go.jp/file/05-Shingikai-10901000-Kenkoukyoku-Soumuka/0000114399.pdf
5）第 6 次改定日本人の栄養所要量について
　　https://www.mhlw.go.jp/www1/shingi/s9906/s0628-1_11.html
6）文部科学省：日本食品標準成分表 2015 年版（七訂）．全官報，2015

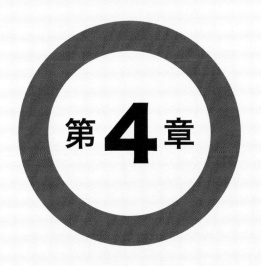

第**4**章

栄養指導事例

◆ 事例の見方 ◆

● 事例本文の「2 栄養診断」では、栄養評価に基づき問題となっている主要項目を「栄養診断コード」（161 ページ～参照）で示した。
また、各主要項目の診断内容は、「PES」（S：Signs/Symptoms 症状・徴候、E：Etiology 原因、P：Problem or Nutrition Diagnosis Label 問題点・栄養診断）での記載を基本とした。

● 事例本文の「3 栄養介入」では、栄養診断の主要項目ごとに、介入内容の詳細を「モニタリング計画（Mx）」、「栄養介入実施計画（Rx）」、「栄養教育計画（Ex）」に分けて記載した。

1. 糖尿病

過食と不規則な食事が続く
２型糖尿病の男性

 栄養評価

対象者（患者）情報

年齢・性別	48 歳・男性
職業	タクシードライバー
現病歴	• ２型糖尿病
既往歴	• 高血圧症（42 歳〜） • 脂質異常症（45 歳〜）
内服薬	メトグルコ®、テネリア®、アムロジピン、クレストール®、エパデール
身体状況	身長 167.9cm、体重 78.4kg、BMI 27.8kg/m²、体脂肪率 25.5% 20 歳時の体重は 58.1kg であり、目標体重は 62.0kg である。ここ半年間で 6kg 増加した（増加率 8.3%）
生活活動強度	軽度
日常生活動作	自立
生活背景	妻と 2 人暮らしで、調理担当は妻
家族歴	父方祖父（２型糖尿病）
喫煙歴	20 歳から現在まで（30 本/日 × 28 年）
趣味	映画鑑賞
サプリメントの使用	特になし
初回外来時の採血結果	TP 7.7g/dL、Alb 4.3g/dL、BUN 13.9mg/dL、Cre 0.99g/dL、eGFR 64mL/分/1.73m²、T-Cho 285mg/dL、TG 358mg/dl、LDL-C 173mg/dL、HDL-C 40mg/dL、FPG 184mg/dL、HbA1c 9.5%、GA 26%、抗 GAD 抗体＜ 5.0、Na 142mmol/L、K 4.5mmol/L、Cl 109mmol/L、CRP 0.1mg/dL、WBC 7.1 × 1,000/μL、Hb 14.7g/dL

介入に至るまでの経過（栄養管理開始までの経過）

39 歳時に会社の健康診断で HbA1c 6.9％、FPG 186mg/dL を記録したため近医を受診し、2 型糖尿病と診断されたためメトグルコ®の処方が開始された。また、健康診断の栄養相談で食事療法を開始した。2 か月後には HbA1c 6.1％、FPG 108mg/dL まで改善し経過観察となった。42 歳時の健康診断で BP 160/100 を記録しアムロジピンの処方を開始した。45 歳時には HbA1c 6.9％まで再度上昇したため、テネリア®の併用を開始し、また TG、LDL-C も高値であったためクレストール®とエパデールの処方を開始した。食事療法を再開し 2 か月後には HbA1c 6.0％まで改善し経過観察となった。以降は HbA1c 6.0 〜 6.5％で推移していた。47 歳時に会社の都合により中途退職し、同年タクシードライバーに転職した。職場環境の変化から強いストレスを感じており、過食することでストレスの解消を図っていた。1 か月前より口渇感と倦怠感が出現し、かかりつけ医を受診。HbA1c 9.1％（2 か月前より＋2.7％）、随時血糖 218mg/dL と高値を認め、血糖コントロール・増悪要因精査目的に当院に紹介受診し、入院中の栄養相談を依頼された。

食生活状況

勤務日と非番日を交互に繰り返す隔日勤務であり、それぞれで食事の内容や回数が異なる。勤務日は主に外食を中心に 1 日 3 食（乗車状況によっては 1、2 食のときもある）である。仕事の合間に食事をとるため、早食いで、かつ簡単なものですませることが多い。非番日は起床時間が遅く、昼夕の 1 日 2 食である。主に妻の作る食事を摂取する。妻は健康に気を遣い、バランスの良い食事を用意するように心掛けている。アルコールが好きで、以前はほぼ毎日ビール 500mL と焼酎 1、2 合程度飲んでいたが、タクシードライバーに転身してからは飲酒しづらい環境になったため、機会飲酒程度に減少した。その反動から甘いものを欲するようになり、毎日間食する習慣ができた。また勤務中は眠気覚ましのために缶コーヒーを常飲している。

食事調査結果

【勤務日】
摂取エネルギー：約 3,000kcal/日、タンパク質 80g、脂質 70g、糖質 513g、PFC 比 10.6：21.0：68.4、食塩 15g/日
［朝食］菓子パンまたは惣菜パン 2 個、缶コーヒー（糖入り）190mL
［昼食］時間があればレストランで定食 1 人前（主食を大盛り）。時間がなければファストフード（主にハンバーガー、ポテトの M サイズ、ソフトドリンクの M サイズのセット）や牛丼の大盛り、コンビニのおにぎりとホットスナック等。さらに時間がなければ欠食することもある
［夕食］おおむね昼食と同様
［間食］コンビニのスイーツ 1 個、飴玉・糖衣ガム十数個、缶コーヒー（糖入り）5、6 本
【非番日】
摂取エネルギー：約 1,800kcal/日、タンパク質 60g、脂質 50g、糖質 277g、PFC 比 13.4：25.0：61.6、食塩 12g/日
［朝食］なし
［昼食］自宅で主に麺類 1 玉、肉（ロース中心）120g、野菜（ホウレンソウ、万能ネギ、タマネギ等）100g
［夕食］自宅で主にご飯 200g、肉（ロース中心）または魚（刺身中心）120g、野菜サラダ（レタス、キャベツ、ニンジン、酢タマネギ、ワカメ）100g ＋オイリードレッシング。月 1 回程度外食（回転寿司で 20 〜 30 貫またはファミリーレストランでご飯 200g、ハンバーグやステーキ、フライのプレート 1 人前
［間食］せんべい 5、6 枚、ときどきスナック菓子 1/2 袋

● 2 栄養診断

1 NI-1.3 エネルギー摂取量過剰

特に平日は 3,000kcal（48.4kcal/IBW）と、軽労作の糖尿病患者のエネルギー基準である 25 〜 30kcal/IBW を大きく上回るエネルギーを摂取していることや、2か月前よりも HbA1c ＋ 2.7％で推移している状況から（S）、本人のストレス増加による過食や適正摂取エネルギー量の遵守・理解不足が原因となった（E）、エネルギー摂取量過剰を認める状態（P）と栄養診断できる。

2 NB-1.5 不規則な食事パターン

転職に伴い勤務日と非番日を交互に繰り返す隔日勤務という不規則な勤務形態に変わったことや、食事回数や時間が客の入り状況という不確定要素に左右されることから（S）、仕事環境の変化による食事摂取回数の変化が原因となった（E）、不規則な食事パターンを認める状態（P）と栄養診断できる。

BMI 27.8kg/m² と、WHO 肥満度分類より肥満（1 度）に該当する。本人は目標体重に向けた食事療法の実践に対し意欲的ではあるものの、勤務調整は難しく、不規則な勤務形態は変わらないことから、現状の勤務形態を優先しながら食事調整を行う方法を模索していくことにした。

推定必要栄養量は目標体重 62.0kg より算出し、エネルギー 1,550 〜 1,860kcal/日程度（25kcal 〜 30kcal/IBW）、タンパク質 75g/日程度（1.2g/IBW）、脂質 35 〜 41g/日（エネルギー比 20％）、食塩 6g/日に設定した。

● 3 栄養介入

短期目標

・適切な食事量、回数、タイミング、バランスを考慮した食事ができる。

・缶コーヒーの摂取をやめ、間食を週 2 回まで減らすことができる。

・1kg/月ペースでの体重減少。

長期目標

・HbA1c ＜ 7.0％。

・目標体重 62kg（BMI 22kg/m²）へ減量。

1 NI-1.3 エネルギー摂取量過剰

適切な食事量の必要性とそれに伴う外食・中食における選択・調整方法を理解してもらう。

Mx）体重推移、採血結果で血糖値の評価。

Rx）ストレスコーピングの方法として食事以外の方法をみつけて、過食を防止する。

Ex）本人と妻に食事の適正量や外食・中食の食べ方における調整方法、調理方法について指導。

2 NB-1.5 不規則な食事パターン

勤務日、非番日ともに１日３食を、できるだけ同じ時間に摂取することで血糖値の日間変動を抑制し、良好なコントロールを図る。

Mx）食事記録（食事内容、摂取時間、回数）より総合的に摂取栄養量を評価。

Rx）エネルギー 1,550 ～ 1,860kcal 程度（25 ～ 30kcal/IBW）、タンパク質 75g 程度（1.2g/IBW）の食事摂取。1kg/月の体重減少。

Ex）勤務日の隙間時間でもバランス良く摂取できるメニューの選び方と、非番日の睡眠時間を考慮した食事摂取時間の確保の仕方について指導。

④ 栄養モニタリングと評価

1 栄養介入の成果

・２回目の外来栄養指導にて次の短期目標の達成を確認した。

  － １日３食の摂取、缶コーヒーの摂取の中止、主食における目安量への調整ができた。

  － 新たなストレスコーピングの方法として、若年時に没頭していたボウリングを月２回のペースで再開した。

  － 体重が 1.5kg 減少した（体脂肪量 1.8kg 減少、骨格筋量 0.3kg 増加）。

・１か月後の採血結果で HbA1c 8.7％、FPG 135mg/dL まで改善がみられ、受診当初の主訴としてあった口渇感と倦怠感の改善を実感している。

2 栄養介入の問題点

・毎日の間食である、コンビニのスイーツの摂取はやめられていない。

・主食を減らした分、空腹感が強くなったことにより主菜を多く食べる傾向にある。

5 栄養介入の問題点に対する改善策

・スイーツのなかでも低糖質、低カロリーに特化した商品を紹介し、それらを中心に選ぶことや、大豆バー等の低 GI 商品（低 Glycemic Index 商品＝食後血糖値の上昇が低いとされる商品）への変更を勧める。

・満腹感を与えるため、主菜の代わりに血糖への影響の少ない副菜を中心に増やしていただくよう勧める。

1. 糖尿病

悪阻による嗜好品中心の食生活で
妊娠糖尿病となった妊婦

 ① 栄養評価

対象者（患者）情報

年齢・性別	36 歳・女性
職業	無職（専業主婦）
既往歴	特になし
内服薬	特になし
身体状況	身長 163.7cm、体重 64.4kg、BMI 25.2kg/m² 非妊娠時体重は 61.0kg、20 歳時の体重は 56.3kg である。非妊娠時から現在までの 3 か月強で 3.4kg 増加、体脂肪率不明（妊婦のため体組成計使用できず）
生活活動強度	軽度
日常生活動作	自立
生活背景	夫と子供（4 歳、自閉症）と 3 人暮らしで、調理担当は本人
家族歴	特になし
喫煙歴	なし
趣味	裁縫
サプリメントの使用	プロテインサプリメント（ドリンク）
初回外来時の採血結果	Hb 12.7g/dL、WBC 101 × 1,000μL、FPG 135mg/dL、HbA1c 5.2%、GA 14%
75gOGTT 結果	負荷前：79mg/dL、負荷後 60 分：180mg/dL、負荷後 120 分：155mg/dL（2point 陽性）

介入に至るまでの経過（栄養管理開始までの経過）

32 歳時に初産。初産時は、全妊娠期間において血糖高値や血圧高値等の指摘はなかった。第 1 子の出生時体重は 3,060g であった。36 歳時（現在）に第 2 子を妊娠。妊娠 13 週 2 日目の採血で FPG 135mg/dL と高値を示したため、翌日 75gOGTT を施行し、負荷後 60 分値、120 分値で妊娠糖尿病の診断基準を上回る血糖値を記録した。1 日 7 回の血糖自己測定（Self-Monitoring of Blood Glucose：SMBG）開始に加え、当日血糖コントロールを目的に栄養相談を依頼された。

食生活状況

第 1 子妊娠の際にはみられなかった悪阻（おそ）が妊娠 8 週頃から出現し始めた。それ以前は非妊娠時を含め 1 日 3 食、栄養バランスの良い食事を心掛け、摂取時間は規則的であった。現在は空腹を満たすことで悪阻の症状がある程度緩和される（いわゆる食べづわりの状態である）ことがわかってきたものの、食事全般のにおい、特にご飯、魚介類全般、豚肉のにおいで嘔気を催すようになっていることから、食事らしい食事が摂取できていないことに不安を感じている。果物や和洋菓子、菓子パン等の甘い物は食べやすいため、嘔気が落ち着き、かつ空腹を感じた際にその都度それらを摂取している。実家から両親が手伝いにきており、子どもの世話を含め家事全般を担っている。最近は、いまの食事ではタンパク質が不足するのではないかと考え、甘みのあるプロテインサプリメント（ドリンク）を摂取している。

食事調査結果

摂取エネルギー：約 2,500kcal/日
朝食、昼食、夕食に限らず、コンビニのスイーツ 3 個、菓子パン 3 個、果物 6 単位、プロテインサプリメント（ドリンク）200mL × 2 本

(2) 栄養診断

1 NI-1.3 エネルギー摂取量過剰

　平均 2,500kcal 程度のエネルギーを摂取していることや、悪阻（おそ）の強さによってはさらに食事量が増え、それに伴い摂取エネルギーが増大する可能性のある日も存在している状況から(S)、悪阻改善を目的とした甘みのある食物の過食が原因となった（E）、エネルギー摂取量過剰を認める状態（P）と栄養診断できる。

2 NB-1.7 不適切な食物選択

　元々甘いものを好むことや匂いが気にならないという理由で安易な嗜好品中心の食事構成になっていることと、「食べないよりは良い」という考え方で両親が積極的にそれらを買い与えている状況から(S)、妊娠期間中の食事療法について本人と家族の知識不足が原因となった（E）、不規則な食物選択を認める状態（P）と栄養診断できる。

　現在の食事内容は嗜好品中心であり、その内容も洋菓子ではケーキやムース、和菓子では羊羹や団子、菓子パンはあんパンやクリームパンなどであるため、エネルギー摂取量過剰のなかでも炭水化物と脂質が摂取過多の状態であると判断した。甘いものは現状の唯一の楽しみでもあるとの訴えから、1 日 1 個の条件で許容しつつ、全体的な食品構成を見直すことを検討した。

　推定必要栄養量は、主治医より目標体重× 30kcal + 100kcal（肥満妊婦であることを考慮した暫定量としての付加量設定）と指示があり、エネルギー 1,870kcal/日程度、タンパク質 77g/日程度（1.3g/IBW）、脂質 42g/日（エネルギー比 20％）に設定し、より安定した血糖

コントロールを図るべく、分割食を設けることにした。

 栄養介入

短期目標

・悪阻に影響の少ない食材や調理法、料理等を選定しながら、バランスを考慮した食事を用意し、かつ 1 日 6 食に分割することができる。

・空腹時血糖 ≦ 95mg/dL、食後 2 時間値 ≦ 120mg/dL に抑える。

・嗜好品の摂取を 1 日 1 個にすることができる。

長期目標

・母子ともに健康な状態で出産を終える。

・周産期における体重増加量を 5 〜 7kg に収める。

❶ NI-1.3 エネルギー摂取量過剰

適切な食事量とそれに伴う理想的な食品構成・配分を理解してもらう。

　Mx）体重推移、SMBG 結果による血糖値推移の評価。

　Rx）エネルギー 1,870kcal/日程度、タンパク質 77g/日程度の食事摂取にする。

　Ex）血糖コントロールを良好に保つための食事回数の調整や食べ方等を指導する。

❷ NB-1.7 不適切な食物選択

現在摂取している嗜好品中心の食品構成を、より食事然としたものに変更し摂取する。

　Mx）食事記録（食事内容、摂取時間、回数）より総合的に摂取栄養量を評価。

　Rx）主食、主菜、副菜それぞれにおいて悪阻の原因となりにくい食材を選定し、それらを中心にバランス良く摂取する。

　Ex）選定した食材に合う調理法を本人に指導し、調理を担当する母親へ伝達してもらう。

 栄養モニタリングと評価

❶栄養介入の成果

・2 回目の外来栄養指導にて次の短期目標の達成を確認した。

　－平均 FPG ≦ 90mg/dL、食後 2 時間値 ≦ 110mg/dL に抑えることができた。

　－悪阻に影響の少ない食品構成をもとに、主食、主菜、副菜を揃えてバランス良く摂取することができた。

　　　－推定エネルギー摂取量を 1,900kcal/日程度に収めることができた。

　　　－甘いものを 1 日 1 個に限ることができた。

・以前は甘いものを食べるとそれが呼び水となり、さらに食べたくなるといった悪循環が
　生じていたが、それが胎児にとって良くない状態であることを理解できたことから、そ
　の欲求は少しずつ抑えられており、胎児の発育環境として望ましい食生活に変えること
　ができたと自信を持てている。

②栄養介入の問題点

・本人は 1 日 6 食を摂取するため、母親が毎日補食を用意している状況を申しわけなく思っ
　ている。自分で用意しようにも悪阻が続いているため難しく、解決策を考えたい。

・よりよい食事療法を目指して、1 日 1 個の甘いものについても、より栄養のあるものに
　変更したいが、何が良いかわからないので教えてほしいと訴えている。そのなかでも、
　できれば甘いものであるほうが好ましいという。

● 5　栄養介入の問題点に対する改善策

・現在の食事の内容はそのままで、1 食分を 2 食分に分けて 1 日 6 食にすることを提案した。

・高タンパク系のヨーグルトにフルーツを入れたり、低糖質や低 GI の大豆バーなどの活
　用を提案した。

1. 糖尿病

食塩とタンパク質が摂取過剰である糖尿病性腎症の男性

 栄養評価

対象者（患者）情報

年齢・性別	50 歳・男性
職業	建設業
現病歴	• 2 型糖尿病 • 糖尿病性腎症 3 期 • 腰部脊柱管狭窄症
既往歴	• 高血圧症（45 歳〜） • 高尿酸血症（48 歳〜）
内服薬	メトグルコ®、ルセフィ®、ヒューマログミックス®50 注ミリオペン®、アムロジピン、カンデサルタン、フェブリク®
身体状況	身長 179.0cm、体重 76.5kg、BMI 23.9kg/m²、体脂肪率 13.5% 20 歳時の体重は 70kg であり、目標体重は 70.5kg である。ここ数年の増減はない
生活活動強度	高度
日常生活動作	自立
生活背景	独居で、調理担当は本人
家族歴	父（2 型糖尿病、心不全）
喫煙歴	なし
趣味	筋肉トレーニング（週末のジム通い）
サプリメントの使用	ストロング 39 アミノ マルチビタミン＆ミネラル（ディアナチュラ）、プロテインサプリメント（ドリンク、バー）
初回入院時の採血結果	TP 7.3g/dL、Alb 4.5g/dL、BUN 37.3mg/dL、Cre 1.42mg/dL、eGFR 43.0mL/分/1.73m²、T-Cho 161mg/dL、TG 127mg/dL、LDL-C 94.9mg/dL、HDL-C 42.6mg/dL、BS 183mg/dL、HbA1c 8.1%、GA 21%、抗GAD 抗体＜5.0U/mL、Na 142mmol/L、K 5.6mmol/L、Cl 104mmol/L、CPR 1.05ng/mL、UA 8.0mg/dL、WBC 7.6×1,000/μL、Hb 12.7g/dL
入院中の蓄尿結果	尿量 1,400mL/日、蓄糖 83mg/dL、蓄尿 Alb 994mg/L、尿 Alb/Cr 903mg/gCr

介入に至るまでの経過（栄養管理開始までの経過）

45 歳時に 2 型糖尿病と診断され経口血糖降下薬にて治療開始となった。以降、内服治療にて HbA1c 6.0 ～ 6.5% 台で推移していたが、次第に血糖コントロール不良となり、48 歳時にインスリン導入となった。ヒューマログミックス® 50 注ミリオペン® ＋メトグルコ® 500mg ＋ルセフィ® 5mg の内服下でも HbA1c 8.1%と血糖コントロール不良が続いた。腰部痛から近隣の整形外科を受診し、胸腰椎圧迫骨折の診断にて当院整形外科を紹介され、要手術と診断された。術前血糖コントロールを目的に内分泌代謝科のコンサルトにて入院加療となった。入院中の蓄尿で腎機能の進行も示唆されたことから、食塩制限とタンパク質制限を目的に栄養指導を依頼された。

食生活状況

これまでに食事指導歴はないが、1 日 3 食、摂取時間はある程度規則的であった。料理が得意なほうなので普段から自炊中心であり、食塩に関しては特に気にしておらず、病院食よりも味付けは濃く、外食と同程度の味付けであると発言があった。醤油が好きで味付けは醤油が中心である。仕事ではいまだに現場に出ることも多く、発汗量の多さから食塩の充足が必要だと考えており、脱水症に過敏なことからプロスポーツ選手も愛飲するスポーツドリンクを常飲している（約 2,000mL/日）。最近はやや口渇感が発現してきたことでさらにスポーツドリンクの飲水量が増えていた。仕事の能力を維持、向上するうえで身体作りが大切と考えており、主食、主菜、副菜を揃えたバランスの良い食事を心掛けている。力仕事であることから筋肉を付けようとプロテインサプリメント（ドリンク）を常飲（タンパク質 31.6g/日）したうえで、さらに主菜も病院食の 2 倍以上摂取していた。仕事中に空腹を感じたときは、主にプロテインサプリメント（バー）を摂取するようにしていた。休日（主に日曜日）にはよりタンパク質を摂取するため、必ず 1 ポンド（約 450g）程度のステーキを摂取するが、主食を摂取しないことで 1 日の総エネルギー摂取量を調整しようと考えている。飲酒は身体作りの妨げになると考えており、現職に就いて以来禁酒を貫いている。

食事調査結果

摂取エネルギー：約 2,800kcal/日、タンパク質：約 180g/日、食塩 20g/日
【勤務日】
[朝食] 食パン 6 枚切り 2 枚＋スライスチーズ 2 枚またはご飯 250g、卵 2 個、ハム 4 枚、6P チーズ 2 個（食パンの場合はなし）、サラダ 100g ＋ノンオイルドレッシング、プロテインサプリメント 20g ＋豆乳 200mL
[昼食] 手作り弁当（ご飯 250g、肉〔主に鶏胸肉またはササミを醤油てりやきの味付け〕）200g、サラダ 100g ＋ノンオイルドレッシング
[夕食] ご飯 250g、肉または魚 200g、サラダ 100g ＋ノンオイルドレッシング、プロテインサプリメント 20g ＋豆乳 200mL
[間食] 週 3 回程度、空腹時にプロテインサプリメント（バー）1、2 本（1 本当たり 180kcal、タンパク質 15g、食塩 0.3 ～ 0.6g）、こまめにスポーツドリンク 2,000mL
【休日】
朝昼の内容はおおむね勤務日と同様である。日曜日の夕食は主菜が肉（1 ポンド〔約 450g〕）に固定され、主食はなしになる

 ## ② 栄養診断

❶ NI-5.7.2 タンパク質摂取量過剰

　eGFR 43.0mL/分/1.73m^2、尿 Alb/Cr 903mg/gCr から糖尿病性腎症 3 期相当であることが示唆され、現状のタンパク質摂取量は、2.5g/目標体重/日、BUN/Cr 26.3 と過剰摂取の状態と考えられることから（S）、現在の腎機能の段階に適した食事量や食物の選択に関連する本

人の知識不足が原因となった（E）、タンパク質摂取量過剰状態（P）と栄養診断できる。

2 NI-5.10.2（7）ナトリウム（食塩）摂取量過剰

　現状の食塩摂取量が 20g/日と過剰摂取の状態であることから（S）、現在の腎機能の段階に適した高塩食材の頻度や味付けの程度に関連する本人の知識不足が原因となった（E）、ナトリウム（食塩）摂取量過剰の状態（P）と栄養診断できる。

　本人の食事療法に対する意欲はそれなりにあるが、仕事の関係上筋肉は絶対に減らしたくないという訴えから、タンパク質摂取量を基準範囲まで減量することについては強い拒否を示した。また、病棟カンファレンスにて主治医を含めた多職種と相談し、現在の食事状況における腎機能への影響の度合いとしては塩分摂取量がもっとも強いであろうと意見がまとまった。これらのことから、まずは減塩の励行を中心に進めることにして、タンパク質摂取量の調整は漸次的に、減塩による腎機能低下抑制に対する効果を観察しつつ進めていくことにした。

　推定必要栄養量は、目標体重 70.5kg より算出した。身体活動量が高度であることを加味し、エネルギー 2,470kcal/日程度（35kcal/IBW）、タンパク質 105g/日程度（1.5g/IBW、脂質 77g/日（エネルギー比 28%）、塩分 6g/日と設定し、要経過観察とした。

●3　栄養介入

短期目標

・適切な食事量とバランス、塩分を考慮した食事の必要性を理解し、用意することができる。
・朝夕のプロテインサプリメント（ドリンク）と間食のプロテインサプリメント（バー）の摂取を控える。
・常飲しているスポーツドリンクを水やお茶中心に切り替える。

長期目標

・HbA1c＜6.5%。
・eGFR>40mL/分/1.73m^2 の維持。

1 NI-5.7.2 タンパク質摂取量過剰

　筋肉量維持におけるタンパク質摂取量維持に対する希望を傾聴しつつ、それが腎機能維持とトレードオフの関係にあることを説明し、将来の QOL（Quality of Life＝生活の質）を維持するうえではタンパク質摂取量の調整が望ましいことを理解してもらい、できる限りの摂取量減少を目指す。

　　Mx）食事記録、尿タンパクにより総合的に評価。
　　Rx）タンパク質 105g/日（1.5g/IBW）の食事摂取。

Ex）本人に食事におけるタンパク質摂取量の適正量について指導。

2 NI-5.10.2（7）ナトリウム（食塩）摂取量過剰

腎機能維持における塩分制限の必要性を理解してもらい、食事を薄味に調整する。

Mx）食事記録、尿中ナトリウム、Cl から推定塩分摂取量を算出し評価する。

Rx）食塩 6g/日の食事摂取。

Ex）薄味を励行するための工夫点（減塩調味料、香辛料、旨味、酸味等の活用）について指導。

4 栄養モニタリングと評価

1 栄養介入の成果

・1 回目の外来栄養指導にて次の短期目標の達成を確認した。
  − 薄味を意識して減塩に取り組むことができた（食塩推計 8g/日）。
  − プロテインサプリメントの摂取をやめることができた。
  − 水分摂取をスポーツドリンクから水中心にすることができた。
・当日の L/D にて Cre 1.35mg/dL と腎機能やや改善しており、減塩の効果を確認することができた。
・口渇感の減少を実感している。

2 栄養介入の問題点

・タンパク質摂取量は依然として高く、朝夕のプロテインサプリメント＋豆乳分が除かれた 130g/日に留まっている。
・摂取するタンパク源が鶏胸肉やササミ、白身魚などの淡泊な部位が中心であることから高タンパク質食の傾向が継続している一方でエネルギー不足を招いている。

5 栄養介入の問題点に対する改善策

・引き続きタンパク質摂取量制限が腎機能低下抑制につながることを理解してもらえるように指導し、実践をうながす。
・エネルギーの充足とタンパク質摂取量減少の両面において肉の部位や魚の種類の変更も有用であることについて理解をうながし、もも肉や青魚等も活用するよう提案する。

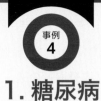

1. 糖尿病

エネルギー摂取不足で体重減少のある緩徐進行1型糖尿病の女性

 ① 栄養評価

対象者（患者）情報

年齢・性別	58歳・女性
職業	事務職（総合商社の経理担当）
現病歴	・緩徐進行1型糖尿病（slowly progressive insulin-dependent diabetes mellitus：SPIDDM）
既往歴	・バセドウ病（43歳時に内服のみで寛解） ・不眠症（44歳〜） ・逆流性食道炎（47歳〜）
内服薬	ネキシウム®、アルサルミン®、ノイロビタン®、シナール®、トランサミン®、マイスリー®
身体状況	身長145.4cm、体重34.5kg、BMI 16.3kg/m²、体脂肪率26.3% 20歳時の体重は40kgであり、目標体重は46.5kgである。直近6か月で4kg減少した（減少率10.4%）
生活活動強度	運動を含め中等度と定義
日常生活動作	自立
生活背景	独居で、調理担当は本人
家族歴	母方祖母（2型糖尿病〔内服のみ〕）
喫煙歴	なし
趣味	テニス
サプリメントの使用	特になし

初回入院時の採血結果	TP 8.1g/dL、Alb 4.4g/dL、BUN 12.5mg/dL、Cre 0.54mg/dL、eGFR 87.7mL/分/1.73m²、TG 82mg/dL、LDL-C 164.0mg/dL、HDL-C 73.3mg/dL、FPG 325mg/dL、HbA1c 10.4%、GA 38%、抗 GAD 抗体≧ 2,000U/mL、Na 135mmol/L、K 4.4mmol/L、Cl 99mmol/L、CPR 1.13ng/mL、WBC 6.5 × 1,000/μL、Hb 13.3g/dL、CA19-9 46.1U/mL

介入に至るまでの経過（栄養管理開始までの経過）

不眠症と逆流性食道炎で前医に通院していた。57 歳時の健康診断で FPG 123mL/dL、HbA1c 6.7％を示し、高血糖と指摘された。健康診断時の医師からは食事内容の是正を簡易的に指導された。そこから約 6 か月で 4kg の体重減少があり、6 日前から口渇感が出現した。口渇感出現後から、テレビ番組で身体に良いといわれていた果汁100％のオレンジジュース（500mL/日）を積極的に摂取するようになった。かかりつけの医院での血液検査の結果は、FPG 307mg/dL、HbA1c 10.2％、尿ケトン（＋）であった。加えて CA19-9 も 126U/mL と上昇がみられたため、血糖コントロール悪化の精査と加療目的で当院へ入院となった。入院中に CT を実施したが、膵臓病変は示唆されず、腫瘍マーカーの上昇は血糖高値によるものと診断された。抗 GAD 抗体強陽性であるものの、CPI より分泌枯渇状態でないことから SPIDDM と診断された。本人の治療意欲と知識レベルから応用カーボカウントの導入も可能と判断し、初回指導における基礎カーボカウントおよび応用カーボカウントの指導について入院中の栄養指導を依頼された。

食生活状況

食事は 1 日 3 食、摂取時間はある程度規則的である。料理が苦手なため外食や中食が中心である。主菜は主に揚げ物を好み、摂取頻度が高い。祖母が糖尿病であったことから、普段から主食の摂取を控えることで糖尿病の予防を心掛けており、若年時より主食は 1/3 人前程度（80g）に調整していた。直前の健康診断で簡易的な栄養相談を受けたが、主に食事量の調整についてであったため、本人は普段から実践していると考えて取り入れることはなかった。テニスが趣味でストレス発散の 1 つにもなっている。週 4 日（平日 3 日、休日 1 日）テニススクールに通っており、平日 1.5 時間程度（18：30 〜 20：00、その後に食事）、休日 6 時間程度（10：00 〜 16：00、そのうち 1 時間が休憩で、その際に昼食を摂取）である。休日のテニスは主に試合形式で行うが、休憩時間中の昼食については身体が重くなりパフォーマンスが低下するとのことで、簡単な食事ですませている。その代わり、終了後は空腹を強く感じるので普段よりも多めに摂取する傾向にある。また、運動時の水分補給は主にスポーツドリンクである。仕事は事務職として会社の経理を担当しているが、非常にストレスの強い環境であり、気分転換として間食（甘い物）の摂取を欠かさない。特に最近の数か月はコロナ禍の影響でテレワークになり、また趣味のテニススクールも開講自粛になったこともあり、さらにストレスの強い環境になり、運動不足にも陥っていた。また増大したストレス発散の手段として、間食の嗜好品の摂取量と頻度が増大し、相対的なエネルギー摂取量が多くなっていった。今回の血糖高値については「薄々感づいていた」というが、SPIDDM と診断され、今後恒久的なインスリン注射が必要になることについては「それほど重症だとは思わなかった。いっそ死んでしまいたい」と悲観的であった。その後、徐々に悲観的な発言は減少していったものの、カーボカウント導入指導を行った際は、事前にいろいろと調べていたようで「きちんとできるかわからない。間違えて低血糖になったり、合併症になったらどうしよう」と強く不安がる様子がうかがえた。

食事調査結果

【平日】

摂取エネルギー：約 1,100kcal/日（テレワーク中は 1,500kcal/日）

[朝食] 食パン 6 枚切り 1/2 枚＋ジャム、市販のインスタントスープ 1 杯

[昼食] コンビニ弁当（主食 1/3 量、他 2/3 量〔主菜は揚げ物系中心〕）、サラダ 100g ＋ドレッシング 25mL または外食（主に揚げ物中心の定食で、主食 1/3 量、副食 2/3 量）＋メニューにあれば野菜のおかず）

[夕食] 昼食と同様またはパックご飯 80g、肉または魚系惣菜 2/3 パック（揚げ物系中心）、野菜系惣菜 1、2 品（サラダや煮物、お浸し等）

[間食] テレワーク前は貰い物の小分けの菓子 1 個/日。テレワーク中は飴数個、クッキー数枚、アイス 1 個を 1 日のうち任意のタイミングにて摂取

飲み物は、主に水や茶。スポーツ時のみスポーツドリンク 500mL/日。6 日前より果汁 100％オレンジジュース 500mL/日

【テニススクールのある休日】

摂取エネルギー：2,000kcal/日

[朝食] 食パン 6 枚切り 1 枚＋ジャム、卵 1 個、ベーコン 2 枚、市販のインスタントスープ 1 杯

[昼食] コンビニのおにぎり 1 個またはサンドイッチ 1 パック（ハム、チーズ、レタス）

[夕食] 外食（フレンチやイタリアンのコース料理 1 人前＋追加デザート）や寿司（15 ～ 20 貫）または中食（弁当 1 個＋惣菜 1 パック、サラダや煮物等）

[間食] なし

[飲み物] スポーツドリンク 1,500mL/日

※テニススクールがない休日は、朝食、昼食、夕食が平日と同様で間食がアイスのみ

● ② 栄養診断

■1 NI-1.2 エネルギー摂取量不足

　目標体重 46.5kg に対し 20 歳時の体重は 40kg（BMI 18.9kg/m²）であり、現在はさらに体重減少がみられ平常時 38.5kg（BMI 18.2kg/m²）と痩せ型であること、テレワーク前の推定エネルギー摂取量が 1,100kcal（23.7kcal/IBW）と低めであることから（S）、若年時からの主食摂取量が常に不足していたことが原因となった（E）、エネルギー摂取量不足の状態（P）と栄養診断できる。

■2 NI-5.6.2 脂質摂取量過剰

　主食量は抑えられつつも揚げ物の摂取頻度が高いことと、体脂肪率 26.3％とやや高めであることや LDL-C ＞ 120mg/dL であることから（S）、本人の嗜好を優先した食事内容と、食事療法に対する正しい知識の不足が原因となった（E）、脂質摂取量過剰の状態（P）と栄養診断できる。

❸ NB-1.3 食事・ライフスタイル改善への心理的準備不足

恒久的にインスリン注射が必要になることに大きなショックを受けており、また何よりも低血糖に対して強い恐怖感を持ち「いっそ死んでしまいたい」などといった過激な発言もあったことなどから（S）、今後のインスリン療法の必要性について事前情報なく告げられたことが原因となった（E）、食事やライフスタイル改善への心理的準備不足の状態（P）と栄養診断できる。

基礎カーボカウントとして重要になるエネルギーと糖質の定義の違いについては理解が良好であった。一方で十分量の糖質の確保、特に主食の目安量分の摂取については若年時から控えめにしていた習慣もありやや難色を示したものの、もっとも不安に感じている低血糖の出現の抑制につながることを説明し、主食量を少しずつ目安量に近付けてもらうようにした。

応用カーボカウントにおける計算については、事務職で経理の仕事をしていることからも理解はスムーズであり、デモンストレーションも含めて滞りなく導入できた。

推定必要栄養量は、目標体重 46.5kg より算出した。エネルギー 1,395 ～ 1,627kcal/日程度（30 ～ 35kcal/IBW）、タンパク質 56g/日程度（1.2g/IBW）、脂質 36 ～ 42g/日（エネルギー比 23％）と設定した。

③ 栄養介入

短期目標

・適切な食事量とバランスを考慮した食事を理解し、用意することができる。
・重篤な低血糖を起こさずに、応用カーボカウントを実践できる。
・揚げ物の摂取頻度を減らし、LDL-C ＜ 140mg/dL、体脂肪率＜ 25％を達成する。

長期目標

・HbA1c ＜ 7.0％。
・目標体重 46.5kg への体重増加。

❶ NB-1.1 食物・栄養関連の知識不足

血糖上昇についてはインスリン調整によりコントロールが可能であるため極端にエネルギー量を絞る必要はなく、特に主食量を絞ることで低血糖発作が起きやすくなることと、健康的な身体作りのためにも必要な栄養量やバランスを維持することが大切であることを理解してもらう。

Mx）食事記録（食事内容、摂取時間、回数）、体組成測定による体重、骨格筋量、体脂肪量の推移から総合的に評価。

Rx）エネルギー 1,395 ～ 1,627kcal/日程度（30 ～ 35kcal/IBW）、タンパク質 56g/日程

度（1.2g/IBW、脂質 36 〜 42g/日（エネルギー比 23%）の食事摂取。

Ex）本人へ食事の適正量と、それに際しての外食、中食の調整方法について指導。

2 NI-5.6.2 脂質摂取量過剰

インスリン療法を行うに当たり、脂質摂取量の多さが血糖値低下の妨げになるため、食後高血糖を惹起しやすいことと、血清コレステロールの内分泌量が増加することによる血管障害からの合併症発症リスク増加にもつながる可能性のあることを理解してもらう。

Mx）食事記録、L/D における LDL-C にて評価。

Rx）揚げ物の摂取頻度を週 3 回に抑える。

Ex）揚げ物含め、血清コレステロール増加につながりやすい食材を紹介し、摂取頻度を調整できるよう指導。

3 NB-1.3 食事・ライフスタイル改善への心理的準備不足

インスリン投与量を、応用カーボカウントにより算出したインスリン量に段階的に近付けていくことで低血糖を起こさず、さらに自身の応用カーボカウントに対する自信を付けていく。

Mx）自己血糖測定記録表における低血糖の回数および自己効力感を聞き取りにて評価。

Rx）応用カーボカウントにより算出したインスリンより少なめに投与し、低血糖が起こらないことを確認しつつ段階的に増やしていく。

Ex）算出したインスリン−2 単位から投与し、低血糖が出現しないことを確認し、次回は−1 単位、その次は算出値と引き上げていく方法について指導し、実践してもらう。

 4 栄養モニタリングと評価

1 栄養介入の成果

・1 回目の外来栄養指導にて次の短期目標の達成を確認した。
　－目安量分の主食量の摂取を確保することができた。
　－最低血糖値として 74mg/dL の血糖値を観測した以外、低血糖発作の症状なく過ごすことができた。
　－LDL-C 132mg/dL を達成した。

・主食量を少しずつ目安量に近付けられたことに加え、段階的にインスリン量を算出値に近付けたことによって重篤な低血糖を起こさず日々を過ごすことができた。それにより応用カーボカウントを用いたインスリン療法における低血糖への恐怖感が弱まりつつある。

2 栄養介入の問題点

・間食の頻度が依然として多く、さらに1回当たりの糖質量が少ない（10g/回未満）ため、それに対する追加インスリンを打てていない。

5　栄養介入の問題点に対する改善策

・間食の回数を1日1回にまとめ、それに応じて追加インスリンを打てるように指導する。

2. 腎臓病

慢性腎臓病など
複数の疾患をもつ高齢の男性

 栄養評価

対象者（患者）情報

年齢・性別	89歳・男性
職業	無職
現病歴	・糖尿病 ・慢性腎臓病 ・高血圧症 ・高尿酸血症 ・脂質異常症 ・狭心症 ・痛風
既往歴	・虫垂炎
内服薬	【薬剤一包化】 アジルサルタン（アジルバ錠®40mg×1錠）、ニフェジピン除放剤（アダラート®CR40mg×2錠）、フロセミド（ラシックス錠®40mg×1錠）、ドキサゾシンメシル酸塩（カルデナリン錠®2mg×1錠）、カルベジロール（アーチスト錠®10mg×1錠）、フェブキソスタット（フェブリク錠®20mg×2錠）→痛風、硫酸鉄水和剤（フェロ・グラデュメット®12mg×2錠）、ポリスチレンスルホン酸ナトリウム（ケイキサレート®ドライシロップ〔3.27g/包〕×2包）、イコサペント酸エチル（エパデールS600×2包）
身体状況	身長156cm、体重79.7kg、BMI 32.7kg/m²（栄養指導開始時）
生活活動強度	軽度
日常生活動作	自立
生活背景	妻と2人暮らしで、調理担当は妻
喫煙歴	なし（妻が喫煙者で受動喫煙あり）
サプリメントの使用	特になし
家庭血圧	110～140/60～70mmHg

初回栄養指導時の採血結果	WBC 5,200/μL、RBC 382×10,000/μL、Hb 9.6g/dL、Ht 31.6%、Alb 4.0g/dL、γGTP 16U/L、BUN 39.2mg/dL、Cre 2.04mg/dL、eGFR 24.6mL/分、UA 8.1mg/dL、Na 141mEq/L、K 5.3mEq/L、Cl 106mEq/L、Ca 9.2mg/dL、P 3.1mg/dL、HbA1c 6.4%
尿検査	タンパク（±）、潜血（－）、赤血球 1 未満/HPF、扁平上皮 1 未満/HPF
胸部単純 X 線	CTR 49%
心電図	完全右脚ブロック
心エコー	僧帽弁閉鎖不全（軽度）、LVEF（左室駆出率）77.4%、% FS（左室内径短縮率）45.9%

介入に至るまでの経過（栄養管理開始までの経過）

2010 年に近医より当院の泌尿器科に転院。2017 年 10 月に腎機能悪化により栄養指導依頼があった。2018 年 11 月に当院にて虫垂炎手術となった。

食生活状況

食事は昼欠食で 1 日 2 食のことが多い。間食の習慣があり、アイスクリームなどを食べている。晩酌は焼酎。食事記録への記載はなかったが、聞き取りから枝豆や牛乳、果物を時々食べている。

食事調査結果

摂取エネルギー：約 1,985kcal、タンパク質 56g、脂質 61.2g、炭水化物 267g、食塩 14.4g、カリウム 3,059mg、リン 909mg
[朝食] ご飯、納豆、生卵、ナスのみそ炒め、サトイモ煮、のり佃煮、ぬか漬け 3 切れ、みそ汁
[昼食] 欠食
[夕食] 麺類（満腹まで食べる）、鶏唐揚げ 5 個、ミニトマト 6 個、ぬか漬け 6 切れ
[間食] アイスクリーム 1 ～ 2 個/日
[清涼飲料水] 炭酸飲料や果汁 100％ジュースを 500mL/日
[アルコール] 焼酎の炭酸割り：700mL/日（焼酎〔アルコール度数 25 度〕180mL 前後/日）

 ## ② 栄養診断

1 NI-2.2 経口摂取量過剰

食事記録と体重に乖離がありそうだが、下肢の浮腫も明らかである。実質体重の再評価が必要。

エネルギー過剰摂取の主な原因として、間食や清涼飲料水の摂取が考えられる。

2 NI-5.6.3 脂質の不適切な摂取

アイスクリームを定期的に食べている。
揚げ物が好きでよく食べている。

❸ NI-5.7.2 タンパク質摂取量過剰

極端なタンパク質過剰摂取はないものの、つまみとして枝豆を食べる機会が多い。

❹ NI-5.8.2 炭水化物摂取量過剰

清涼飲料水を飲むことが多く、1 日約 500mL 以上は飲んでいる様子がある。

❺ NI-5.10.2（5）カリウム摂取量過剰

枝豆、果物、果汁 100％ジュース、アイスクリームなどが主な原因と考えられる。

❻ NI-5.10-2（6）リン摂取量過剰

清涼飲料水やアイスクリームからの摂取に注意する。

❼ NI-5.10-2（7）ナトリウム（食塩）摂取量過剰

食事記録による塩分摂取量が多いことは浮腫からも明らかである。利尿薬も処方されている。心エコーでは左室機能などに問題はなく、明らかな心不全は否定的である。

❽ NI-4.3 アルコール摂取量過剰

焼酎（アルコール度数 25 度）が 180mL 前後／日と多く、夕食の食べ過ぎや塩分摂取過剰につながっている可能性がある。

❸　栄養介入

指示栄養量はエネルギー 1,600kcal、タンパク質 45g、塩分 6g、カリウム制限である。

短期目標

・浮腫の改善のために塩分制限を早めに実行に移してもらうが、実行可能な範囲での指導を行い、無理な指導はしない。
・間食と清涼飲料水の摂取を控える。

長期目標

・年齢を考慮して、ポイントを絞った指導とする。
・タンパク質制限を強調せずに、適正なエネルギー量摂取とバランスを優先さえ、体重の減量に努めるよう指導でうながす。
・バランスの良い食事にして、食欲低下につながる制限には注意し、筋肉量の低下を防ぐ。

1 NI-2.2 経口摂取量過剰

Mx）体重変化、血糖、HbA1c、血清電解質の推移を観察。

Rx）エネルギー摂取量を 200 ～ 300kcal/日程度減らすことを目標にする。

Ex）間食、清涼飲料水の摂取を減らす、または中止する。

2 NI-5.6.3 脂質の不適切な摂取

Mx）総コレステロール（TC）、LDL コレステロール。

Rx）飽和脂肪酸摂取量を減らす。

Ex）アイスクリームや脂質含有量の多い肉類の揚げ物の摂取を減らす。

3 NI-5.7.2 タンパク質摂取量過剰

Mx）BUN、血液ガス（HCO_3、BE）。

Rx）まずはタンパク質で5g/日程度減らすことを目標にする。

Ex）つまみとしての枝豆の摂取をしばらく中止する。

4 NI-5.8.2 炭水化物摂取量過剰

Mx）体重変化、血糖、HbA1c の推移を観察。

Rx）食事の糖質量は現状維持とし、ショ糖摂取を主として 50g/日減らす。

Ex）清涼飲料水の摂取を中止する。

5 NI-5.10.2（5）カリウム摂取量過剰

Mx）血清カリウム。

Rx）血清カリウム値で 5.0mEq/L 以下でのコントロールが望ましい。

Ex）枝豆、果物、果汁 100％ジュース、アイスクリームの減量または中止する。

6 NI-5.10-2（6）リン摂取量過剰

Mx）血清リン、副甲状腺ホルモン（intact-PTH）の推移を観察。

Rx）無機リンの摂取はできるだけ控える。

Ex）清涼飲料水、アイスクリーム、菓子パン、インスタント麺はできるだけ控える。

7 NI-5.10-2（7）ナトリウム（食塩）摂取量過剰

Mx）体重、血圧、下肢浮腫の経過観察。

Rx）当面は塩分 10g/日を目標とし、あとは利尿薬でのコントロールが現実的か検討する。

Ex）漬物を控え、麺類の摂取回数を減らす。

⑧ NI-4.3 アルコール摂取量過剰

Mx）AST、ALT、γ GTP。

Rx）アルコール換算で 20mL/日まで減らす。

Ex）焼酎（アルコール度数 25 度）を 100mL/日程度まで減らす。

④　栄養モニタリングと評価

❶栄養介入の成果

・体重が 2kg 減少した。漬物をやめたことから、浮腫軽減の可能性がある。実質体重減少との見極めは必要なため、経過観察していく。

・清涼飲料水の摂取を中止し、HbA1c 6.2％から 5.9％に低下した。

・BUN 39.2mg/dL が 29.3mg/dL に低下した。

❷栄養介入の問題点

・間食、果物が減らせてない様子。血清カリウムは低下なし。

⑤　栄養介入の問題点に対する改善策

・引き続き、間食には十分注意する。

・果物からのカリウム摂取量上限を 200mg にするように目安量を提示する。

2. 腎臓病

慢性腎臓病で腎機能の低下が進行している男性

 栄養評価

対象者（患者）情報

年齢・性別	77歳・男性
職業	無職
現病歴	・慢性腎臓病 ・高血圧 ・脂質異常症 ・高尿酸血症
既往歴	特になし
内服薬	ラシックス錠®10mg×1錠、ミカルディス錠®20mg×2錠、フェブリク錠®20mg×2錠、アムロジン®OD錠2.5mg×1錠
注射薬	ダルベポエチンアルファBS注180μg/2か月
身体状況	身長155cm、体重60,4kg、BMI25.1kg/m²
生活活動強度	軽度
日常生活動作	自立
生活背景	妻と2人暮らしで、調理担当は妻
喫煙歴	あり（58歳で禁煙）
サプリメントの使用	なし
初回栄養指導時の採血結果	Alb 4.3g/dL、TC 172mg/dL、TG 114mg/dL、LDL-C 95mg/dL、HDL 55mg/dL、BUN 61.1mg/dL、Cre 3.74mg/dL、eGFR 13.4mL/分、UA 5.9mg/dL、Na 140mEq/L、K 5.1mEq/L、Cl 10/mEq/L、Ca 9.0mg/dL、P 3.3mg/dL、WBC 4,110/μL、RBC 290×10,000/μL、Hb 9.4g/dL、Ht 29.9%、MCV 103.1fL、MCH 32.4pg、MCHC 31.4%
血液ガス（静脈血）	pH 7.292、PCO₂ 50.2mmHg、PO₂ 15.1mmHg、HCO₃ 23.7mmol/L、BE-3.3mmol/L
尿検査	タンパク±、赤血球1未満/HPF、扁平上皮1未満/HPF、尿細管上皮1未満/HPF、硝子円柱4/WF、U-タンパク/クレアチニン：0.1

介入に至るまでの経過（栄養管理開始までの経過）
近医にて慢性腎臓病と高血圧の治療を行っていたが、腎機能低下が進行し、精査加療目的にて当院に紹介受診となった。
食生活状況
食事は 1 日 3 食摂取しているが、午前と午後の 2 度、間食の習慣がある。
食事調査結果
摂取エネルギー：約 2,100kcal、タンパク質 86g、炭水化物 320g、脂質 53g、塩分 10.2g、カリウム 2,300mg、リン 1,070mg ［朝食］ご飯茶碗 1 杯、鮭塩焼 1 切、ごまだれかけ、みそ汁、ヨーグルト（加糖）1 個 ［間食（午前）］柿 1/2 個 ［昼食］ミートスパゲッティ、野菜 ［間食（午後）］あんパン 1 個、柿 1/2 個 ［夕食］カレーライス、サラダ（野菜、ササミ肉、ゆで卵）、リンゴ 1/2 個

 2　栄養診断

1 NI-5.7.2 タンパク質摂取量過剰

　比較的バランスよく食べているが、全体的に食事摂取量が多いため、比例してタンパク質が多くなっている。

2 NI-5.10.2（7）ナトリウム（食塩）摂取量過剰

　献立は和食の日も多いため、平均すると今回の推定の塩分摂取量よりも多い可能性がある。

　BMI がやや高く、エネルギー摂取量過剰の可能性もあるが、下肢の圧痕が認められる程度の浮腫のため、体重の評価については経過観察が必要。現在、ラシックス錠®40mg × 1 錠処方されている。

3 NI-1.3 エネルギー摂取量過剰

　推定エネルギー摂取量を考えると現在の体重は妥当な範囲だが、全身性の浮腫が認められるため、実質体重は少ない。その点を考慮すると、エネルギー出納は適度な範囲内に収まっている可能性もあるため、「**2 NI-5.10.2（7）ナトリウム（食塩）摂取量過剰**」と同様に経過観察し、再評価する。

●3 栄養介入

　指示栄養量はエネルギー 1,700kcal、タンパク質 35g、塩分 6g、カリウム制限、リン制限である。

短期目標

・塩分制限を段階的に減らしていく。

長期目標

・タンパク質制限を段階的に進めていく。

◼ NI-5.7.2 タンパク質摂取量過剰

　Mx）BUN 推移の観察。

　Rx）タンパク質は段階的に減らす。まずは 60g/日を目標にする。

　Ex）主食を低タンパク食品に切り替えることで 10g/日前後のタンパク質を減らすことが期待できる。

　Ex）食事記録以外にもタンパク質食品をとっている可能性があるので引き続き調査する。

◼ NI-5.10.2（7）ナトリウム（食塩）摂取量過剰

　Mx）下肢の浮腫。

　Rx）下肢の浮腫が消失する程度までを当面の目標とする。

　Ex）汁物を中止する。和風ドレッシングも量を調整する。減塩醤油の使用を勧める。

◼ NI-1.3 エネルギー摂取量過剰

　Mx）体重、TG（中性脂肪）。

　Rx）実質体重は浮腫軽減にて再評価する。

　Ex）菓子パンを中止する。果物は 80kcal/日程度までにとどめる。

●4 栄養モニタリングと評価

◼栄養介入の成果

・2回目の栄養指導で BUN 61.1mg/dL から 47.4mg/dL、BE −3.3 から −0.4 に上昇した。タンパク質制限の経過は順調。

・下肢の浮腫は軽減した。汁物や漬物控えている様子。

❷栄養介入の問題点

・2回目の栄養指導で身体に良いと考え、小魚を食べていたことが判明した。Pi は正常範囲内だが、リン摂取が過剰になっている可能性もある。

・まだ菓子パンの摂取がやめられてない。

⑤　栄養介入の問題点に対する改善策

・菓子パンはエネルギーや脂質、リンが多い点を考慮して控えるように再度促す。

2. 腎臓病

体重が減少傾向にあるものの栄養の過剰摂取にある男性

 栄養評価

対象者（患者）情報

年齢・性別	87 歳・男性
職業	無職
現病歴	• 2 型糖尿病 • 高血圧症 • 慢性腎臓病 • 高尿酸血症
既往歴	• 胆のう摘出術（胆石）（1998 年） • 糖尿病指摘（2001 年） • 腸閉塞（2001 年）、以後 5 回入退院を繰り返している
内服薬	オルメテック®OD 錠 10mg × 1 錠、アクトス®錠 15mg × 1 錠、フェブリク®錠 20mg × 1 錠、ネキシウム®カプセル 20mg × 1 錠、ツムラ大建中湯エキス顆粒 2.5g × 6 包、クレメジン®細粒 2g × 1 包、ネスプ®注射液 180μg/2 か月、エレンタール®2 包
身体状況	身長 162cm、体重 75kg、BMI 28.6kg/m² 下肢浮腫なし
生活活動強度	軽度
日常生活動作	自立
生活背景	妻と 2 人暮らしで、調理担当は妻
喫煙歴	なし
栄養剤の摂取	特になし
初回栄養指導時の採血結果	WBC 4,060/μL、RBC 326×10,000/μL、Hb 10.8g/dL、Ht 32.4%、MCV 99.4fL、MCH 33.1pg、MCHC 33.3%、Alb 4.0g/dL、TC 171mg/dL、TG 156mg/dL、LDL-C 87mg/dL、HDL 53mg/dL、BUN 53.0mg/dL、Cre 1.94mg/dL、eGFR 26.3mL/分、UA 5.1mg/dL、Na 133mEq/L、K 5.8mEq/L、Cl 102mEq/L、Ca 8.9mg/dL、P 3.8mg/dL、HbA1c 6.8%
血液ガス（静脈血）	pH 7.258、PCO₂ 48.5mmHg、PO₂ 23.1mmHg、HCO₃ 21.1mmol/L、BE-5.9mmol/L
尿検査	タンパク±、赤血球 1 〜 4/HPF、扁平上皮 1 未満/HPF、尿細管上皮 1 未満/HPF

介入に至るまでの経過

近医にて糖尿病と慢性腎臓病の治療を行っていたが、腎機能低下が年々進行してきたため、当院腎臓内科に紹介受診となった。腸閉塞のため、他院で入退院を繰り返しており、その期間に体重が 10kg 以上の減少を認めたため、栄養状態改善の目的でエレンタール® 2 包（600kcal、タンパク質 26.4g、カリウム 435mg）を経口摂取していた。

食生活状況

食事は 1 日 3 食しているが、間食の習慣がある。食べ物の好き嫌いはないが、腸閉塞に注意するため、消化の悪いものや食物繊維が多い食品は控えている。アルコールは機会飲酒である。

食事調査結果

【食事】摂取エネルギー：約 1,630kcal、タンパク質 75g、炭水化物 256g、脂質 34g、塩分 12g、カリウム 1,700mg
【エレンタール® 2 包】摂取エネルギー：約 600kcal、タンパク質 26.4g、炭水化物 126.6g、脂質 1.0g、塩分 1.2g、カリウム 435mg
【合計】摂取エネルギー：約 2,400kcal、タンパク質 101.4g、糖質 426.6g、脂質 36.0g、塩分 13.2g、カリウム 2,135mg
［朝食］お粥 200g ＋生卵 1 個＋オリーブオイル小さじ 1、納豆 30g ＋たれ、豆腐のみそ汁、ヨーグルト（加糖）75g、乳酸菌飲料 1 本、エレンタール® 1 包 300mL
［昼食］かけそば、果物
［間食］カステラ
［夕食］お粥 200g ＋生卵 1 個、水炊き、シュウマイ 4 個、エレンタール® 1 包 300mL

❷ 栄養診断

1 NI-1.3 エネルギー摂取量過剰

体重が減少しているため栄養摂取への意識が高い。栄養状態は改善しており、むしろ過剰摂取の状況になっている。食事以外にエレンタール® 2 包と菓子、清涼飲料水から 1 日でおおよそ 800 ～ 900kcal 摂取している。菓子は主に和菓子を摂取している。

2 NI-5.8.2 炭水化物摂取量過剰

エレンタール® 2 包から 126g、菓子や清涼飲料水から 100g 前後摂取している。食事での炭水化物摂取は適正量である。

3 NI-5.7.2 タンパク質摂取量過剰

1 日で約 100g 摂取（食事 75g、エレンタール® 2 包 26.4g）している。栄養状態に問題はなく、むしろ現在の腎機能では負荷が大きい。

4 NI-5.10.2（5）カリウム摂取量過剰

エレンタール®に 435mg 含有している。

5 NI-5.10.2（7）ナトリウム（食塩）摂取量過剰

　和食がメインであるため、醤油やみその使用量が比例して多くなっていると考えられる。また、軟らかい食事を意識するために煮物や麺類も多くなっている。特に冬場は鍋料理の回数が多くなっている。

3 栄養介入

　指示栄養量はエネルギー 1,900kcal、タンパク質 40g、塩分 6g、カリウム制限、リン制限である。

短期目標

・エレンタール®を段階的に減量していく。

長期目標

・塩分制限を段階的に組み入れていく。
・主食を低タンパク食品に切り替える。

1 NI-1.3 エネルギー摂取量過剰

　Mx）体重、HbA1c。

　Rx）エレンタール®2包を中止すると 600kcal/日分を減らすことができる。

　Ex）処方先の病院の主治医に診療情報提供書にてエレンタール®の中止を提案する。

2 NI-5.8.2 炭水化物摂取量過剰

　Mx）体重、HbA1c。

　Rx）エレンタール®のほかに菓子から 200kcal 前後の摂取がある。

　Ex）菓子は半分量まで減らすことを目標とする（継続可能な範囲にする）。

3 NI-5.7.2 タンパク質摂取量過剰

　Mx）BUN、血液ガス（HCO$_3$、BE）。

　Rx）まずはタンパク質摂取量を 60g/日をまで減らすことを目標とする。

　Ex）エレンタール®2包（タンパク質換算 26.4g/日）を中止する。主食を低タンパク食品へ切り替えて 8g 前後減量する。夕食の主菜が多いため調整が必要だが、まずはこれらを達成してから検討する。

4 NI-5.10.2（5）カリウム摂取量過剰

　Mx）血清カリウム、血液ガス（HCO$_3$、BE）。

Rx）エレンタール®の中止でカリウム摂取を減らしと代謝性アシドーシスをコントロールする。

Ex）エレンタール®にカリウム 435mg 含有しているため、段階的に減量し経過観察とする。

5 NI-5.10.2（7）ナトリウム（食塩）摂取量過剰

Mx）体重、血圧、心胸郭比。

Rx）摂取量を 9g／日以内にすることを最低限の目標に設定し、可能な限り近づけていく。

Ex）朝のみそ汁を中止し、昼食の麺類のスープを残すようにする。

4　栄養モニタリングと評価

❶栄養介入の成果

・体重75kg が73kg に、BUN 53.0mg/dL が36.1mg/dL に、K 5.8mEq/L が5.0mEq/L に、HbA1c 6.8％が6.5％となった（血液ガスは検査なしのため評価なし）。

❷栄養介入の問題点

・「5 NI-5.10.2（7）ナトリウム（食塩）摂取量過剰」について、改善に向けた具体的な動きがみられていない。

5　栄養介入の問題点に対する改善策

・体重減少傾向ではあるが、それでも過体重である。さらに減量を進めて、高血圧や糖・脂質代謝異常、高尿酸血症など、腎機能に影響のあるリスクを減らしていくために間食を減らす。

・食事からのタンパク質摂取量はまだ多いため段階的に減らしていく必要がある。具体的には短期的に IBW 57.7kg ×タンパク質 1.0g/kg/日を目標として、主食を低タンパク食に切り替える。

・主食を低タンパク食に切り替えができてから夕食の主菜を適量に減らす。

COLUMN

慢性腎臓病（CKD）の重症度分類

CKD 診療ガイドラインによると、慢性腎臓病（CKD）は腎障害や腎機能の低下が持続する疾患で、進行すると末期腎不全（ESKD）に至り、透析療法や腎移植術が必要となる。増加する透析患者数を抑制する目的で、2002 年に国際的に定義された。

慢性腎臓病の多くは自覚症状に乏しいが、血液・尿検査で診断が可能なので、健康診断などで早期に診断し適切な治療を行うことで、重症化を防ぐことが重要である。慢性腎臓病の治療には、生活習慣の改善、CKD ステージに応じた食事療法、血圧・血糖・脂質などの集学的治療が必要となる。

原疾患	蛋白尿区分		A1	A2	A3
糖尿病	尿アルブミン定量 (mg/日) 尿アルブミン/Cr 比 (mg/gCr)		正常	微量 アルブミン尿	顕性 アルブミン尿
			30 未満	30 ～ 299	300 以上
高血圧 腎炎 多発性嚢胞腎 移植腎 不明 その他	尿蛋白定量 (g/日) 尿蛋白 /Cr 比 (g/gCr)		正常	軽度 蛋白尿	高度 蛋白尿
			0.15 未満	0.15 ～ 0.49	0.50 以上
GFR 区分 (mL/分/ 1.73 m^2)	G1	正常または高値	≧ 90		
	G2	正常または軽度低下	60 ～ 89		
	G3a	軽度～中等度低下	45 ～ 59		
	G3b	中等度～高度低下	30 ～ 44		
	G4	高度低下	15 ～ 29		
	G5	末期腎不全(ESKD)	< 15		

重症度は原疾患・GFR 区分・蛋白尿区分を合わせたステージにより評価する。CKD の重症度は死亡、末期腎不全、心血管死発症のリスクを■のステージを基準に、■、■、■の順にステージが上昇するほどリスクは上昇する。

※わが国の保険診療では、アルブミン尿の定量測定は、糖尿病または糖尿病性早期腎症であって微量アルブミン尿を疑う患者に対し、3 か月に 1 回に限り認められている。糖尿病において、尿定性で 1 ＋以上の明らかな尿蛋白を認める場合は尿アルブミン測定は保険で認められていないため、治療効果を評価するために定量検査を行う場合は尿蛋白定量を検討する。

図　CKD の重症度分類（CKD 診療ガイド 2012）

参考文献
日本腎臓学会編「エビデンスに基づく CKD 診療ガイドライン 2018」

3. 周術期がん

胃がんで嘔吐やつかえ感のある 噴門側胃切除の男性

 栄養評価

対象者（患者）情報

年齢・性別	69 歳・男性
職業	特許調査（文献検索）業
現病歴	・胃体部がん
既往歴	・胆石（腹腔鏡下胆囊摘出術後ラパコレ）（61 歳） ・膀胱結石術後（65 歳）
内服薬	特になし
身体状況	身長 164.1cm、体重 76.0kg、BMI 28.2kg/m² ここ半年間で 2kg の体重減少（減少率 2.6％） 体脂肪率：37.9％、骨格筋量：26.1kg、体細胞量：30.8kg、左上腕周囲長：29.0cm、上腕三頭筋皮下脂肪厚：14mm、上腕筋囲：24.6cm、上腕筋面積：48.2cm²
生活活動強度	軽度
日常生活動作	自立
生活背景	妻と 2 人暮らしで調理担当は妻
喫煙歴	80 本/日× 25 年（EX-smoker）
飲酒歴	週にビール 350mL を 1 回飲むか飲まないか程度
サプリメントの使用	特になし
初回外来時の採血結果	Alb 3.8g/dL、TTR 20.3mg/dL、BUN 20mg/dL、Cre 0.93g/dL、eGFR 62.3mL/分/1.73m²、ChE 298IU/L、T-Bil 0.7mg/dL、TG 103mg/dL、GLU 85mg/dL、Na 140mmol/L、K 3.9mmol/L、Cl 109mmol/L、AST 22、ALT 25、AMY 75、CRP 0.1mg/dL、WBC 6,900/UL、Hb 13.5g/dL、TLC 2,114/UL

介入に至るまでの経過（栄養管理開始までの経過）

前医で検診目的に上部消化管内視鏡検査（FGS）を行ったところ、体上部後壁小湾よりに面陥凹型（0-Ⅱc）の早期胃がんを認め、精査加療目的に紹介受診。当院にて FGS 施行し、がんの浸潤の可能性は完全には否定できないことから、腔鏡下噴門側胃切除術施行目的で入院となった。腔鏡下噴門側胃切除術を施行し、術後 3 病日目から消化管術後流動食より食事を開始した。術後 5 病日目に軟菜 5 分粥食に食上げ後に嘔吐したため、胸部 X 線検査にて吻合部の狭窄を認めた。食事は術後流動食まで食形態を戻したが、目標エネルギー量 1,800kcal に対し、流動食のみでは不足するため、末梢静脈からアミノ酸輸液を併用となった。分割食も含めて流動形態の食事のみを摂取していることで満足感低下や頻尿の影響もあり、食事の摂取量が減少し、ムラも生じているため、栄養サポートによる栄養量の充足と術後食の進め方、食べ方に関する栄養教育を目的に栄養指導を依頼された。

食生活状況（入院前の在宅時）

食事は主に妻が作ったものを摂取するが、夫婦共働きのため、妻が仕事の場合は本人が自炊している。昼食は弁当持参が主であり、夕食も総菜の購入はあるがほとんど外食しない。仕事が多忙であるため、入院前は早食いであり、噛まずに飲み込んでいたと自覚している。固形物を食べるとつかえ感が酷く、詰まると詰まりっぱなしであり嘔吐していた。特に米粒は流れていかない感覚であった。

食事調査結果

摂取エネルギー：約 1,300 ～ 1,600kcal/日
［朝食］欠食または食パン 8 枚切 1 枚、ハム 1 枚、コ　ヒー 200mL（ミルク 50mL、砂糖小さじ 1）
［昼食］麺類が主体でラーメンやそうめん等、酢漬キュウリ 1/4 本、こうなごの酢漬け、トマト半分
［夕食］ご飯 100g、刺身 6 切、ゴーヤチャンプル、肉ジャガ（ジャガイモ 1 ～ 2 個）
［間食］週 5 回程度で饅頭、果物（オレンジ 1/2 個）、ヨーグルト 1 個等

食生活状況（介入時〔入院中〕の経口摂取状況）

吻合部狭窄に伴う嘔吐を認め、尿路感染症（UTI）疑いに伴う熱発も重なり、食事摂取は 3 ～ 7 割と進まなかった。下熱しているが、消化管術後流動食（800kcal、タンパク質 30g）は半分程度の摂取にとどまっており、分割食は 0 ～ 2 割摂取できていない。食事からは 400 ～ 450kcal 程度、末梢静脈からアミノ酸輸液 1,000mL、脂肪乳剤 20% 100mL の投与を行い、輸液から 620kcal、アミノ酸 30g、脂質 20g を補充している。流動食の味が嗜好的に好まず、味がしないと感じたり、甘味を強く感じるとの理由で食事摂取が進んでいない。経口摂取の不足分を補う目的にて経静脈輸液を併用しているため、尿量 2,600 ～ 2,800mL の頻尿に転じており、本人は負担を感じている。

②　栄養診断

❶ NI-2.1 経口摂取量不足

　吻合部狭窄部位の詰まった感覚を強く感じており、食道逆流はないものの、苦しくなって予測性の意図した嘔吐があることから（S）、本人の消化管機能に適した咀嚼や食べるペースではつかえ感が生じやすいことが要因となった（E）、経口摂取不足を呈している状態（P）と栄養診断できる。

❷ NB-1.2 食物・栄養関連の話題に対する誤った信念（主義）や態度（使用上の注意）

食欲は出てきているが、全量摂取するために食事と格闘していると発言するほど、退院を目指すあまり少し無理をして摂取しようとしたことで、嘔気嘔吐や腹満を誘発していたことから（S）、本人の術後の食事関連合併症の理解不足が要因となった（E）、食物・栄養関連の話題に対する誤った信念（主義）や態度（使用上の注意）を認める状態（P）と栄養診断できる。

❸ NI-1.1 エネルギー消費の亢進

術後精巣上体炎による熱発（38℃）に伴い（S）、生体ストレスが増し、炎症性サイトカインが産生・分泌されたことが要因となった（E）、エネルギー消費が亢進している状態（P）と栄養診断できる。

❹ NI-5.1 栄養素必要量の増大

噴門側胃切除術に伴う高度な手術侵襲と術後精巣上体炎による熱発（38℃）も重なっていることから（S）、生体ストレスが増し、炎症性サイトカインが産生・分泌されたことが要因となった（E）、栄養必要量が増大している状態（P）と栄養診断できる。

The Global Leadership Initiative on Malnutrition（GLIM）基準では低栄養に該当する。吻合部狭窄に伴うつかえ感や術後精巣上体炎に伴う熱発による食事摂取量の低下と担がん状態・手術侵襲の影響から消耗性に低栄養となっている状況と判断した。

経口摂取が安定するまでは末梢静脈からのアミノ酸輸液を併用しながら、食事調整を進めていくこととした。

推定必要栄養量の設定は、浮腫を認めているため標準体重 59.2kg より算出し、エネルギー1,775 〜 2,070kcal 程度（体重当たり 30 〜 35kcal）、タンパク質 71g 程度（現体重当たり 1.2g）、脂質 43 〜 51g（エネルギー比 20%）、水分量 1,750mL 程度と設定した。

❸ 栄養介入

短期目標

・術後に消化酵素の量が減ることで消化吸収に影響があることを理解してもらい、十分に咀嚼してゆっくり食べていくことを教育し、理解して食べることができる。
・胃切除の術式ごとに食後に起こりうる消化器症状を理解してもらい、食事を少量ずつ分割して食べることや、食後すぐに臥位にならないことを教育し、消化器症状の出現を抑える。

・食事が進まない場合は、嗜好に合う味付けの献立にして、塩味を付加できる食品や栄養補助食品の追加を行う。また、入院中であればアミノ酸輸液等の静脈栄養の併用や小腸ろうを造設している場合には経腸栄養剤の投与を併用し、必要栄養量を充足させる。

長期目標

・胃の容量が減り、一度に食べられる量が減少するため、少量でも効率の良い食品を選択しながら必要栄養量を経口から確保し、体重と栄養状態を改善する。

・体重減少による退院後の食事の不安を傾聴し、患者の退院後に自宅でできることを話し合い、患者の食環境に見合った食事を継続できる。

・術後の胃酸分泌の低下に伴う栄養素の吸収障害（カルシウム、ビタミン B_{12}、ビタミン D、鉄等の吸収不良）によって生じる栄養障害（骨代謝障害、鉄欠乏性貧血、巨赤芽球性貧血等）を想定し、必要な栄養素を補うことで栄養障害を予防する。

▌1▐ NI-2.1 経口摂取量不足

消化器症状に応じた食欲不振の要因を分析し、消化吸収や食物の消化管通過、嘔気や腹満感に応じて分割摂取や食事内容調整の必要性と補助栄養法の利用について、本人と家族に理解してもらう。

Mx）消化器症状、食事内容の評価、食事摂取量の推移の確認。

Rx）現在摂取している食事内容や量を変更し、消化器症状や出現機序に応じて消化しやすい食事内容（軟菜・油脂少ない食材や料理）を摂取する。嗜好にも配慮し摂取率を向上させる。また、少量頻回食（分割食）、糖質が多い食品を軽減、タンパク質や不足しやすい微量元素を多く含む食品を摂取する。

Ex）本人と家族に対し、好ましい食事内容の選択と調理方法、少量頻回食による腹満感等の軽減や栄養補助食品の必要性を検討し、分割食等での効率的な利用を指導。

▌2▐ NB-1.2 食物・栄養関連の話題に対する誤った信念（主義）や態度（使用上の注意）

術式や再建方法の違いにより生じる可能性のある術後障害への理解と、食べ方により腹満や逆流等の症状を誘発してしまう場合があることへの理解を深めてもらう。医師や看護師と連携しながら患者の食べ方と症状を把握し、患者の訴えに耳を傾けながら、食事の進め方の流れや食上げの計画を本人と家族に説明し、理解してもらう。

Mx）胃の貯留能、逆流や狭窄症状などの確認、食べ方や食後姿勢、食欲や不安の確認。

Rx）術後早期の食事摂取に対する不安の解消、予測される術後障害への対処として、段階的な食事の進め方や食上げの計画を本人と家族に説明し理解を得る。

Ex）小胃症状やつかえ感、下痢などの術後障害ごとの食事内容の選択と調理方法、食べるペースや咀嚼回数等の食べ方、食後の坐位保持について指導。

❸ NI-1.1 エネルギー消費の亢進、❹ NI-5.1 栄養素必要量の増大

　担がん状態におけるエネルギー消費量の亢進や手術侵襲におけるエネルギー必要量の増大を考慮した目標栄養量の設定を行い、消化器症状や経口摂取量の変動に応じて、静脈栄養の追加投与や栄養補助食品を活用し、骨格筋量と体重の減少を抑制する。

　　Mx） 体重、上腕周囲長、上腕三頭筋皮下脂肪厚、上腕筋囲、上腕筋面積、骨格筋量、筋力、血液検査結果の評価、食事摂取量をカルテ記録・食事摂取時の目視・聞取り調査、食事記録等により確認し、摂取栄養量を評価する。

　　Rx） エネルギー 1,776 〜 2,072 kcal 程度（浮腫があるため、標準体重当たり 30 〜 35kcal）、タンパク質 71g 程度（現体重当たり 1.2g）の食事摂取。TTR（トランスサイレチン）の改善。

　　Ex） 目標栄養量確保のための栄養補助食品追加と活用方法について指導。また、入院中は必要に応じて末梢静脈輸液の併用を提案。

4　栄養モニタリングと評価

❶栄養介入の成果

・入院中の食事調整と初回栄養指導後から短期目標を達成した。

　−ゆっくり食べること、細かく咀嚼することを意識することで、嘔気や嘔吐を認めずに食事摂取できた。

　−狭窄は認めたが、のど越しの良い栄養補助食品や嗜好を考慮した結果、食事摂取量が増加し、経口摂取だけでも目標栄養量を充足できた。

　−採血結果は炎症が落ち着き（CRP 0.3mg/dL）、栄養指標（TTR 23mg/dL）と改善した。

・退院1か月後の外来受診時の栄養指導では、吻合部狭窄に伴うつかえ感はあるが噴門側胃切除で起こりやすい逆流は認めず、食事も6分割食で食べ方への意識も有しており、目標栄養量を充足できるだけの食事量を摂取できている。術後の体重減少は4.5kg減（減少率6%）にとどまっており、浮腫もなく、TTR 32.1mg/dL と経過良好。

❷栄養介入の問題点

①入院時

・食事（流動食）からの栄養摂取不足分を末梢静脈輸液（1,100mL）で補っていることに伴う水分投与の増加、かつ熱発のために輸液から抗生剤（300mL）を投与しているため、本人には輸液量の増加と尿量の増加が負担になっている。

②退院後

・吻合部狭窄によるつかえ感があることのストレスや、逆流防止と小胃症状の軽減のために少量頻回食を継続しているが、夕食後の分割食は負担に感じている。

③補足

・胃切除の術式ごとに出現しやすい消化器症状として、胃の上部（噴門側）を切除した場合には食事摂取が安定するまで時間がかかりやすく、逆流や嘔吐、誤嚥性肺炎、狭窄によるつかえ感を伴いやすい。胃の下部（幽門側）を切除した場合や胃全摘出をした場合には、食べ物が小腸へ急速に排出されることにより誘発されるダンピング症候群（腹痛、下痢、嘔吐、冷や汗、動機、倦怠感、脱力感等）や、胃の容積が減少したことに伴い、食べ物を貯留する機能の低下（小胃症状）などの違いがあることを理解させる。

・胃切除後の再建方法によっても、合併症の症状は異なることを理解させる。噴門側胃切除術に伴う再建方法のなかで、食道−残胃吻合再建では逆流防止機能が損失してしまうため、術後に逆流性食道炎が生じやすい欠点があり、胸やけが強くて食べられないリスクがある。また、ダブルトラクト再建も逆流や狭窄症状が生じるため、症状緩和に適する食品や食べ方についての栄養指導は必ず行う必要がある。

・一方で、最近は逆流防止機構が働き逆流を予防できる食道残胃吻合法（SOFY 法）も行われているが、逆流はしないが狭窄症状を生じる場合がある等、術式とは別に再建方法にも留意した栄養管理、栄養指導を行う。

● 5 栄養介入の問題点に対する改善

　十分な咀嚼を行うことを指導し、少量でも効率良く栄養補給ができる栄養補助食品を活用するよう提案する。食事量が確保できていれば、夕食の分割食は無理に摂取しなくてもよいことを説明する。

3. 周術期がん

膵がんで麻痺性イレウスを繰り返す 膵体尾部・脾臓合併切除の男性

 栄養評価

対象者（患者）情報

年齢・性別	66 歳・男性
職業	自動車部品の製造販売会社経営
現病歴	• 膵尾部がん • 空腸通過障害
既往歴	• 胃粘膜下腫瘍 • 胆嚢結石、腹腔鏡下胆嚢摘出術後（55 歳）
内服薬	特になし
身体状況	身長 172.5cm、体重 61.7kg、BMI 20.7kg/m² 62 歳時の体重は 76kg で、ここ半年間で 2kg の体重減少（減少率 3.2%） 左上腕周囲長：23.6cm、上腕三頭筋皮下脂肪厚：11mm、上腕筋囲：20.2cm、上腕筋面積：32.3cm²
生活活動強度	中等度
日常生活動作	自立
生活背景	妻と 2 人暮らしで調理担当は妻
喫煙歴	45 歳まで（40 本/日× 23 年）
飲酒歴	月 1 回ビール 350mL、最終飲酒は 5 か月前
趣味	ゴルフ（月 1 回はラウンドする）
残歯	すべて自分の歯
サプリメントの使用	コンドロイチン（手術決定後から中止）
初回入院時の採血結果	Alb 3.6g/dL、TTR 19.4mg/dL、BUN 13.0mg/dL、Cre 0.74g/dL、eGFR 81mL/分/1.73m²、ChE 258IU/L、T-Cho 159mg/dL、TG 84mg/dL、GLU 96mg/dL、Na 142mmol/L、K 3.8mmol/L、Cl 109mmol/L、CRP 0.0mg/dL、WBC 5,500/UL、Hb 14.2g/dL、TLC 2,244/UL

介入に至るまでの経過（栄養管理開始までの経過）

3 か月前から食後上腹部痛を認め、近医で胃カメラにて体下部大弯に中心陥凹を伴う隆起性病変を認め当院を紹介された。腹部造影 CT にて胃や結腸に浸潤あり、明らかな遠隔転移はないが、膵尾部に約 5cm の腫瘤を認めたため、膵体尾部がん疑いにて、膵体尾部・脾臓合併切除術目的にて入院。62 歳時からの大幅な体重減少は意図的なダイエットの結果であったが、最近 2 か月の体重減少については上腹部痛の出現により、徐々に食事量が低下していたことが影響していた。ハイリスク手術における術後合併症出現による絶食の長期化に伴う栄養管理と食事再開後の栄養管理、術後の栄養指導を目的に介入を依頼された。

【超音波内視鏡（EUS）検査結果】
膵尾部腫瘤（胃壁侵入あり）、脾動脈閉塞、結腸湾曲部に浸潤の可能性

【PET-CT 検査結果】
膵尾部に 5.6cm 腫瘤、FDG 高集積、腹水貯留はなし

食生活状況（入院前の在宅時）

自営業のため 3 食とも妻が作る食事を摂取することが主体。以前は飲み会も多く、食事も好きな食べ物を好きなだけ食べており、胆石により胆嚢摘出もしていたが肥満を是正することはなかった。4 年前の 62 歳頃から飲み会等を控え、食事は 3 食ともダイエット食を意識して、炭水化物である主食はご飯茶碗半分に自主的に減らしていた。主に和食中心の内容であり、副食は肉や魚、大豆製品を満遍なく摂取しており、毎食ではないが野菜の摂取を意識していた。甘い菓子類と果物が好きで間食の習慣があった。

食事調査結果

摂取エネルギー：約 1,200 〜 1,400kcal/日
［朝食］ご飯小盛り（80g）または食パン 8 枚切 1 枚、納豆、フルーツヨーグルト
［昼食］ご飯小盛り（80g）、豚肉生姜焼き 50 〜 80g、野菜サラダ（レタス 1 枚、トマト 1 個）
［夕食］ご飯小盛り（80g）または食パン 8 枚切 1 枚、ハンバーグまたはサバ塩焼き 60g、ぬか漬
［間食］チョコレート（小）5 個、果物（リンゴ 1/4 個等）

食生活状況（介入時〔入院中〕の経口摂取状況）

膵尾部切除・脾臓摘出後、流動食から食事開始となった。術後軟菜食に食上げ後から腸管の通過障害を伴う麻痺性イレウスにより食止めとなった。食事再開まで末梢静脈からアミノ酸輸液 1,000mL と細胞外液 500mL を投与されていたが、必要栄養量よりも不足していた。食事再開後も心窩部痛が強く、痛み止めを 1 日 19 回使用しており、食事摂取は 3 〜 5 割程度であった。

栄養診断

❶ NC-1.4 消化機能異常

トライツ靱帯付近の屈曲部の上部空腸の拡張不良による停滞、腸管灌流障害により（S）、麻痺性イレウスを繰り返していることが原因となった（E）、消化機能異常を呈している状態（P）と栄養診断できる。

❷ NI-2.6 静脈栄養量不足

麻痺性イレウスに伴う絶食による局所安静時に、減圧と経腸栄養投与を併用するためにダ

ブル ED チューブ留置を試みたが留置できず、減圧胃管のみとなった（S）、絶食中の静脈栄養は末梢静脈からのアミノ酸輸液と細胞外液の少量投与であったことが原因となった（E）、静脈栄養量不足の状態（P）と栄養診断できる。

❸ NI-2.1 経口摂取量不足

食事再開後も繰り返す麻痺性イレウスにより食後の心窩部痛の出現や嘔気を伴ったことから（S）、その再発を予測して自主的に食事摂取量を少量に抑えたことが原因となった（E）、経口摂取不足を認める状態（P）と栄養診断できる。

❹ NI-1.1 エネルギー消費の亢進

膵体尾部・脾臓合併切除術に伴う高度な手術侵襲によって（S）、生体ストレスが増し、炎症性サイトカインが産生・分泌されたことが要因となった（E）、エネルギー消費量の亢進している状態（P）と栄養診断できる。

❺ NI-5.1 栄養素必要量の増大

上部空腸の通過障害に伴い（S）、胃腸吻合術および十二指腸空腸吻合術（腸ろう造設術）による再手術を施行したことが要因となった（E）、栄養必要量が増大している状態（P）と栄養診断できる。

繰り返す麻痺性イレウスによる絶食の長期化と担がん状態・手術侵襲の影響から消耗性に低栄養となっている状況と判断した。

経口摂取が安定するまでは末梢静脈からのアミノ酸輸液を併用しながら、食事調整を進めていくこととした。また食事再開後は、消化管を通過しやすく消化吸収の良い栄養補助食品を活用していくこととした。

推定必要栄養量の設定は、現体重 61.7kg より Harris-Benedict 式にて算出し、目標エネルギー 2,078kcal（活動係数 1.3、ストレス係数 1.2）、必要エネルギー量 1,746 ～ 2,292kcal 程度（体重当たり 30 ～ 35kcal）、タンパク質 74g 程度（現体重当たり 1.2g）、脂質 38 ～ 50g（エネルギー比 20%）、水分量 1,750mL 以上と設定した。

●③　栄養介入

短期目標

・絶食期間の栄養障害を抑制するため必要量の静脈栄養輸液を提案する。

・長期絶食に伴う腸管粘膜の萎縮防止のため、飲水許可後に速やかなグルタミン投与を提案する（バクテリアルトランスロケーション予防・小腸および大腸粘膜のエネルギー源）。

・食事再開後の麻痺性イレウスの再発防止と食後の疼痛出現や嘔気出現への不安を防ぐための食べ方や、食事内容について栄養指導を実施し、理解してもらう。

<u>長期目標</u>

・必要栄養量を経口から確保し、体重と栄養状態を改善する。
・退院後のイレウス再発防止のために、患者の退院後に自宅でできることを理解し、患者が不安なく自身の食環境に見合った食事を継続できる。
・目標体重は術前体重の 62kg。最終目標は標準体重の 65kg。

🅝 NC-1.4 消化機能異常

麻痺性イレウス後の食止めによる局所安静時に、減圧治療と並行して、長期絶食に伴う腸管粘膜の萎縮防止のために早期経腸栄養の再開を試みる。

Mx）胃管排液、ガストロ造影、小腸内視鏡、採血結果で炎症反応を評価。

Rx）減圧治療と経腸栄養投与を併用するためにダブル ED チューブ留置の利用を提案する（バクテリアルトランスロケーション予防・腸管運動の促進・腸管粘膜障害の予防）。

Ex）飲水許可後は速やかに胃管または経口からグルタミン・ファイバー補助食品の投与を提案する。

🅑 NI-2.6 静脈栄養量不足

絶食中の末梢静脈からの細胞外液の少量投与では術後の必要栄養量を充足できないため、絶食の長期化が予測される場合は、中心静脈カテーテル（CVC）挿入を提案する。

Mx）発熱、採血結果で栄養指標、炎症反応推移を評価。

Rx）必要な栄養量を充足するための高カロリー輸液の組合せ（糖・アミノ酸・ビタミン・ミネラル製剤＋脂肪乳剤）を提案し補充する。脂肪乳剤は、炎症反応や肝胆道系酵素の上昇が見られれば投与を見送る。

Ex）食事再開後も疼痛コントロールされ、食事摂取量が安定するまでは末梢静脈輸液からのアミノ酸輸液の併用投与を推奨し投与する。

🅒 NI-2.1 経口摂取量不足

麻痺性イレウスに伴う食物の消化管通過障害、嘔気の防止のために、十分な咀嚼や食事内容の調整の必要性と調理方法を本人と家族に理解してもらう。

Mx）消化器症状、食事摂取量、食事内容の評価、食べ方の確認。

Rx）消化しやすい食事内容と腸管へ流入する食事量を軽減するために少量頻回食（分割食）に変更し摂取する。

Ex）本人と妻に好ましい、少量ずつ咀嚼回数を増やして食べる食べ方や消化に良い食

材と調理方法について指導し不安を軽減する。少量ずつ食べる場合でも目標栄養量を摂取できるように、栄養補助食品を分割食として提供する。本人にも効果的な栄養摂取ができるように情報提供する。

❹ NI-1.1 エネルギー消費の亢進、❺ NI-5.1 栄養素必要量の増大

手術侵襲における生体ストレスが増し、炎症性サイトカインが産生・分泌されたことに伴うエネルギー消費の亢進と再手術を施行したことに伴うエネルギー必要量の増大を考慮した目標栄養量の設定を行う。消化器症状や経口摂取量の変動に応じて、静脈栄養の追加投与や栄養補助食品を活用し、骨格筋量と体重の減少を抑制する。

- **Mx）** 体重、上腕周囲長、上腕三頭筋皮下脂肪厚、上腕筋囲、上腕筋面積、骨格筋量、筋力、血液検査結果の評価、食事摂取量をカルテ記録・食事摂取時の目視・聞取り調査、食事記録等より確認し、摂取栄養量を評価する。
- **Rx）** 目標エネルギー 2,078kcal（活動係数 1.3、ストレス係数 1.2）、必要エネルギー量 1,746 ～ 2,292kcal 程度（体重当たり 30 ～ 35kcal）、タンパク質 74g 程度（現体重当たり 1.2g）の食事摂取。TTR（トランスサイレチン）の改善。
- **Ex）** 目標栄養量確保のための栄養補助食品追加と活用方法について指導する。

④ 栄養モニタリングと評価

❶栄養介入の成果

- ・医師や看護師との連携、術後栄養指導で短期目標を達成した。
  - －絶食中は高カロリー輸液に変更できたため、目標栄養量を充足できた。
  - －飲水許可後は速やかなグルタミン・ファイバー補助食品の投与による腸管粘膜萎縮予防が実施できた。
  - －疼痛や嘔気の不安が解消され、食事摂取量が増加した。経口摂取だけでも目標栄養量を充足できた。
  - －採血結果は炎症が落ち着き（CRP 0.0mg/dL）、栄養指標（TTR 29.4mg/dL）と改善した。
- ・退院1か月後の外来受診時の栄養指導では、栄養補助食品を間食時に活用し、十分な咀嚼を実施しながら目標栄養量を充足できるだけの食事量を摂取できている。

❷栄養介入の問題点

経口摂取開始後は、疼痛出現や嘔気の経験と通過障害に伴う再手術の経過から、イレウス再発への不安が生じており、お粥の上澄みのみだけを摂取し米粒の摂取を控えるなど、意図

的に食事摂取量を抑えていた。

●5 栄養介入の問題点に対する改善

・現在の術後食が消化吸収にもっとも配慮した食事形態であることを説明。
・原則的に絶対に摂取してはいけない食品はないことを伝えたうえで、消化に良い食品を優先しながら、硬く消化を受けにくい食品を食べる場合の調理方法や咀嚼回数の増加、少量から慣らしていく進め方と摂取頻度を軽減することを提案。
・退院後の不安や調理負担軽減のため、調理済食品の利用について情報提供。

3. 周術期がん

直腸がんによる食欲低下と食後の不快感や
下痢で体重減少のある直腸低位前方切除の男性

 栄養評価

対象者（患者）情報

年齢・性別	75 歳・男性
職業	無職（元放射線技師）
現病歴	・直腸がん
既往歴	・高血圧症 ・多発肝囊胞 ・胆囊腺筋腫症
内服薬	酸化マグネシウム薬、酪酸菌薬、タカヂアスターゼ・生薬配合散
身体状況	身長 154.5cm、体重 47.8kg、BMI 20.0kg/m² ここ 1 か月で 7kg の体重減少（減少率 2.6%） 左上腕周囲長：23.0cm、上腕三頭筋皮下脂肪厚：7mm、上腕筋囲：20.8cm、上腕筋面積：34.45cm²
生活活動強度	軽度
日常生活動作	自立
生活背景	妻と 2 人暮らしで調理担当は妻
喫煙歴	60 歳まで（15 本/日× 40 年）
飲酒歴	月 1 回焼酎 1 杯、最終飲酒は 2 か月前
サプリメントの使用	特になし
初回介入時の採血結果	Alb 2.6g/dL、TTR 15.8mg/dL、BUN 20mg/dL、Cre 0.94g/dL、eGFR 60.4mL/分/1.73m²、ChE 221IU/L、T-Bil 0.4mg/dL、TG 94mg/dL、GLU 86mg/dL、Na 143mmol/L、K 3.7mmol/L、Cl 111mmol/L、AST 13、ALT 17U/L、AMY 48U/L、Zn 76.1μg/dL、CRP 6.5mg/dL、WBC 7,800/UL、Hb 10.7g/dL、TLC 748/UL、CA 19-9 46.3U/mL、CEA 6.2ng/mL

介入に至るまでの経過（栄養管理開始までの経過）
数か月前から下血があり、最近になってから下血量が増加していたため近医を受診した。腹部 US にて下部直腸の前壁に 2 型腫瘍を認め、精査加療目的に紹介受診となった。当院にて腹部 US、PET-CT を施行し、肛門から直腸にかけて腫瘤を認め、直腸がんと診断された。腹腔鏡下括約筋間直腸切除術（低位前方切除術）、腹腔鏡下人工肛門造設術を施行した。術後、食事摂取が進んでいないため栄養サポートによる栄養量の充足と大腸術後の食事の進め方、食べ方に関する栄養教育を目的に栄養指導が依頼された。

食生活状況（入院前の在宅時）
入院前から肉や魚のにおいに敏感であり、焼き物や煮物で生臭さを感じるため、普段から肉や魚を摂取しない食生活であった。本人は術後に処方された漢方薬の味とにおいも苦手と感じており、服用後に口腔内に味とにおいが残存していることも影響し、食意欲を減退させていた。昼食は欠食が多いことと、入院前は便秘があり緩下剤の内服により下痢を繰り返してため、急激な体重減少をきたしていた。食事を担当する妻は協力的であり、本人の嫌がる肉や魚に対して卵料理や大豆製品で代替しており、口腔内の清涼感を感じやすいとの理由で果物やアイスクリーム等を提供していた。

食事調査結果
摂取エネルギー：約 1,300 〜 1,500kcal/日   [朝食] ロールパン 1 個、デニッシュパン 1 個、目玉焼き（卵 1 個）、牛乳コップ 1 杯   [昼食] 欠食またはうどん 1 玉、卵 1 個、バナナ 1 本   [夕食] ご飯 100 〜 120g、味噌汁（揚げ）、豆腐の煮物（木綿豆腐 1/3）、大根やニンジンの煮物   [間食] アイスクリーム

食生活状況（介入時〔入院中〕の経口摂取状況）
術後 5 病日目から食欲低下と体重減少をきたしていたが、回腸ストーマからの排液量が 1,600 〜 1,900mL/日と多量に認め、下痢（水様便）で多量の水分と電解質が失われていたため、脱水と電解質異常に伴う食欲低下、体重減少に至っていた。また、腸管蠕動の不良による食後の不快感も有しており、一度に食べられる量が減少したため、食事摂取は 3 〜 6 割程度にとどまり、必要栄養量よりも不足していた。

 2 栄養診断

1 NC-1.4 消化機能異常、**2** NI-3.1 水分摂取量不足

　直腸切除術に伴い造設した回腸ストーマからの排液量が増加したことにより（S）、下痢（水様便）で多量の水分と電解質が失われていたことが原因となった（E）、消化機能異常および水分摂取量不足（脱水）を呈している状態（P）と栄養診断できる。

3 NI-2.1 経口摂取量不足

　脱水と電解質異常に伴う食欲低下や腸管蠕動の不良による食後の不快感の存在、食事や内服薬のにおいの口腔内残存を伴ったことなどにより（S）、一度に食べられる量が減少したことが原因となった（E）、経口摂取不足を認める状態（P）と栄養診断できる。

❹ NI-1.1 エネルギー消費の亢進

　腹腔鏡下括約筋間直腸切除術に伴う高度な手術侵襲によって（S）、生体ストレスが増し、炎症性サイトカインが産生・分泌されたことが要因となった（E）、エネルギー消費量の亢進している状態（P）と栄養診断できる。

　多量の下痢（水様便）による脱水や電解質異常からくる倦怠感に伴う食事摂取量の低下と担がん状態・手術侵襲によるエネルギーの消耗の影響等で低栄養となっていると判断した。

　経口摂取への意欲は有していることから、においの強い料理は減らす食事調整と喉越しが良く効率的に栄養補給を行える栄養補助食品を活用していくこととした。

　推定必要栄養量の設定は、るい痩を認めているため理想体重 53.3kg より Harris-Benedict 式にて算出し、目標エネルギー 1,548kcal（活動係数 1.3、ストレス係数 1.1）、必要エネルギー量 1,333 〜 1,599kcal 程度（体重当たり 25 〜 30kcal）、タンパク質 64g 程度（現体重当たり 1.2g）、脂質 30 〜 35g（エネルギー比 20%）、水分量 1,900mL 以上と設定した。

③ 栄養介入

短期目標

・においの気になる食品や、内服薬の不快な味やにおいを抑制する工夫をして摂取できるようになる。
・回腸ストーマからの下痢（水様便）を減らす。
・脱水補正のために細胞外輸液投与と経口から水分補給し脱水を改善する。

長期目標

・必要栄養量を経口から確保し、体重と栄養状態を改善する。
・ストーマ閉鎖術後に下痢（水様便）を抑制し、漏出性便失禁を予防する。
・目標体重は標準体重の 52kg。

❶ NC-1.4 消化機能異常、❷ NI-3.1 水分摂取量不足

　末梢静脈から輸液投与を提案し補充することで、下痢（水様便）で喪失した水分と電解質の補正と吸収不良となった栄養量を補正する。

　　Mx）ストーマ排液、ドレーン排液、浮腫、腹部 X 線、発熱、採血結果で炎症を評価。

　　Rx）末梢静脈からアミノ酸輸液 500mL、細胞外液補充液 100mL の投与を提案し補充する。食事摂取量が安定するまでは末梢静脈輸液を併用して補正する。

　　Ex）本人と妻に下痢を誘発しやすい食品と便性状を整える食品、調理法について指導する。経口補水液などを用いてこまめな水分補給の励行を指導する。

❸ NI-2.1 経口摂取量不足

　脱水に伴う口渇感や味覚異常、嗅覚異常、食後の腹部不快感に対する食事内容調整の必要性と食欲低下時の食べ方、においの口腔内残存を予防する補助食品の活用方法、調理方法を本人と妻に理解してもらう。

- Mx）消化器症状、味覚嗅覚変化、食事摂取量、食事内容の評価、食べ方の確認。
- Rx）においや味に特徴の少ないシンプルで消化しやすい食事内容に変更し、腸管へ流入する食事量を軽減するために少量ずつ分割して摂取する。
- Ex）本人と妻に好ましい食材や調理方法、食べ方について指導する。

❹ NI-1.1 エネルギー消費の亢進

　手術侵襲におけるエネルギー必要量の増大を考慮した目標栄養量の設定を行い、消化器症状や経口摂取量の変動に応じて静脈栄養の追加投与や栄養補助食品を活用し、骨格筋量と体重の減少を抑制する。

- Mx）休重、上腕周囲長、上腕三頭筋皮下脂肪厚、上腕筋囲、上腕筋面積、骨格筋量、筋力、血液検査結果の評価、食事摂取量をカルテ記録・食事摂取時の目視・聞取り調査、食事記録等より確認し、摂取栄養量を評価する。
- Rx）目標エネルギー 1,548kcal（活動係数 1.3、ストレス係数 1.1）、必要エネルギー量 1,333 〜 1,599kcal 程度（体重当たり 25 〜 30kcal）、タンパク質 64g 程度（現体重当たり 1.2g）の食事摂取。体重維持または 1kg/月の体重増加。TTR（トランスサイレチン）の改善。
- Ex）目標栄養量確保のための栄養補助食品追加と活用方法について指導。

④ 栄養モニタリングと評価

❶栄養介入の成果

・医師、看護師、薬剤師と連携し、術後栄養指導で短期目標を達成した。
　－栄養輸液を追加できたため、脱水補正と摂取不足分の栄養供給ができた。
　－口腔内の不快感や食欲不振が解消され食事摂取量が増加した。経口摂取だけでも目標栄養量を充足できた。
　－採血結果は炎症が落ち着き（CRP 0.0mg/dL）、栄養指標（TTR 25.1mg/dL）と改善した。
・退院後の外来受診時の栄養指導では、ストーマの排便性状は泥状から軟便に改善した。口腔内の不快感なく、咀嚼を実践しながら栄養補助食品を食事摂取や間食時に活用でき

ており、経口摂取のみで目標栄養量を充足した。

❷栄養介入の問題点

　括約筋間直腸切除術施行から 6 か月後にストーマ閉鎖（人工肛門閉鎖術）を施行し、自然排便に移行後から術後障害として漏出性便失禁、頻回排便（5 ～ 10 回/日）を認めた。

●5 栄養介入の問題点に対する改善

- ・便性状を軟化させやすいカフェイン飲料や腸管粘膜への刺激性が強い辛い料理、油脂類の多い食事の摂取頻度を軽減するよう提案。
- ・便性状や排便量を整える水溶性食物繊維グァーガム分解物やサイリウムを含む栄養補助食品を利用し、下痢便による便失禁や便意逼迫感に伴う頻回排便を軽減させる食事方法を提案する。

COLUMN

SNAQ（食欲に関する簡便な質問紙）

　SNAQ（Simplified Nutritional Appetite Questionnaire）とは食欲に関する4問（食欲、量、味、回数）の合計20点で構成されており、得点が高いほど食欲が高いことを示している。14点未満が食欲なしと診断される。これは食欲不振をスクリーニングするための十分な信頼性と妥当性を有する簡単な測定である[1]とされ、14点未満の場合、6か月以内に5%の体重減少をきたす可能性があるとされている[2]。

　食欲は消化管、脂肪組織、脳の相互作用によって調整されているため、食欲を確認することで、ある程度の食事摂取状況、病態やストレスの有無なども予測することが可能となる。

日本語版 Simplified Nutritional Appetite Questionnaire

記入日：　　　　　　　　氏名：

食欲について
もっともよくあてはまる選択肢に○をつけてください。

問-1. 私は食欲が

1. まったくない	2. ない	3. ふつうだ	4. ある	5. とてもある

問-2. 食事をとるとき

1). 数口食べただけで満腹になる	2). 3分の1ほど食べると満腹になる
3). 半分ほど食べると満腹になる	4). ほとんど食べれば満腹になる
5). 満腹になることはほとんどない	

問-3. 食べ物の味が

1. とてもまずいと感じる	2. まずいと感じる	3. ふつうだと感じる
4. おいしいと感じる	5. とてもおいしいと感じる	

問-4. 普段、私は食事を

1). 1日1回もとらない	2). 1日1回とる	3). 1日2回とる
4). 1日3回とる	5). 1日4回以上とる	

図 日本語版 SNAQ

参考文献
1) Ilhan Birkan, et al : Journal of Nutrition, Health & Aging 2018 ; 22（9）: 1039-1044
2) Adapted from Wilson MMG, et al : The American Journal of Clinical Nutrition 2005 ; 82(5): 1074-1081

4. がん放射線化学療法

肺腺がんへの化学療法の副作用で臭覚・味覚障害、食欲不振のある女性

 栄養評価

対象者（患者）情報

年齢・性別	75歳・女性
職業	売店勤務
現病歴	・肺腺がん
既往歴	・子宮筋腫（7、8年前に他院で手術）
内服薬	モンテルカスト（シングレア®OD錠）、クリゾチニブ（ザーコリカプセル®）、エンシュア・H®、酢酸亜鉛水和物製剤（ノベルジン®錠）、フロセミド錠（フロセミド®錠）
身体状況	身長151.5cm、体重50.8kg、BMI 22.1kg/m²
生活活動強度	軽労作
日常生活動作	自立
生活背景	夫と長男と3人暮らしで、調理担当者は本人（退院後は夫）
喫煙歴	なし
趣味	山登り
介入時の採血結果	WBC 3,500/μL、Hb 12.6g/dL、AST 42U/L、ALT 31U/L、LD 315U/L、CK 178U/L、Alb 2.7g/dL、BUN 13mg/dL、Cre 0.89mg/dL、Na 142mmol/dL、K 3.4mmol/dL、CRP 0.3mg/dL、Ca 8.0mg/dL、Zn 32μg/dL

介入に至るまでの経過（栄養管理までの経過）

半年前から胸部と背部の痛み、5分以上続く咳が出現。4か月前の健康診断で肺の異常を指摘され当院を受診。組織検査の結果、肺腺がん cT1bN3M1a（PLE：胸膜転移）Stage Ⅳ-A、ROS1融合遺伝子陽性と診断された。手術適応はなく化学療法を選択。入院にてクリゾチニブ（ザーコリカプセル®500mg/日）で治療を開始した。副作用がないことを確認して退院し、その後は外来フォローとなった。退院後、初回受診で食欲不振、体重減少（半月で2kg）、倦怠感の訴えがあった。味覚異常もあり、亜鉛を測定したところ32μg/dL（基準値80～130μg/dL）と低値であったため、酢酸亜鉛水和物製剤（ノベルジン®錠）を処方された。食事摂取量が少ないためエンシュア・H®も同時に処方された。さらに自宅での食事摂取量を確認するため栄養指導が依頼された。

食生活状況

もともと食事は自分で調理していたが、退院後は倦怠感が強く夫が用意している。臭覚と味覚に異常があり、何を食べてもおいしくなかった。特にご飯は苦味を感じて 2 口程度しか食べられない。パンや麺類は比較的食べやすい。肉料理や魚料理は少量しか食べられず、摂取量は普段の半分以下。ゼリーやアイスは好きだが、甘いものばかりを食べても良くないと思い控えている。夫はいやな顔をせずに食事の準備をしているが、料理が苦手で負担をかけていないか心配している。スーパーの総菜などはあまり使用せずにがんばって自炊している。

食事調査結果

摂取エネルギー：約 900 ～ 1,200kcal、タンパク質 30 ～ 35g、亜鉛 2.5 ～ 3.0g/日
[朝食] ご飯 50g、みそ汁（大根、ワカメ、キノコ）、野菜サラダ（レタス、キュウリ、オイル入りドレッシング）、酢の物（大根）
[昼食] ラーメン 1/2 玉（白菜、豚肉入り）
[夕食] ご飯 50g、豚肉の野菜巻き 2 個、野菜サラダ（ブロッコリー子房 2 個、トマト 1/8 個、オイル入りドレッシング）
[間食] せんべい 1 枚、コーヒー（砂糖、ミルク）

● 2 栄養診断

① NI-2.1 経口摂取量不足①

　半月で 2kg の体重減少がみられ、血清亜鉛が 32 μg/dL と低いことから（S）、化学療法の副作用の影響による味覚異常、食欲不振を原因とした（E）、経口摂取量不足である（P）と栄養診断できる。

② NI-2.1 経口摂取量不足②

　倦怠感から調理の担当者が本人から夫に変わり、十分に調理ができないことに加え、本人は糖質の摂取が良くないと思い込み、もともと好きなゼリーやアイスを避けていることから（S）、化学療法中であり、副作用が発現している現状で、必要な栄養素を補給するための調理の工夫や食材の選択方法の知識不足を原因とした（E）、経口摂取量の不足である（P）と栄養診断できる。

● 3 栄養介入

　必要栄養量は『日本人の食事摂取基準（2020 年版）』高齢者（75 歳以上）女性から、エネルギー 1,400kcal、タンパク質 50g に設定した。亜鉛は推奨量の 8mg/日とした。

（短期目標）

・臭覚と味覚異常があっても食べやすい食品で栄養補給する。

・本人が食べやすい食品や料理を夫が準備する。

・体重維持。

長期目標

・血清亜鉛の上昇。

・臭覚と味覚異常を改善する。

・発病前のように本人が調理を担当して、趣味の登山を再開する。

① NI-2.1 経口摂取量不足①

化学療法の副作用があり、現状では食べられるものを優先的に摂取する必要がある。少しでも栄養を確保のため、主食は苦味を感じるご飯ではなく、パンや麺類を選択する。また、味覚異常があっても食べやすい食品として、カレーやラーメン、柑橘類などがあるので、このような味がはっきりした料理を提案する。ビタミンとミネラルを補給するため処方されたエンシュア・H®を1本/日摂取する。

　　Mx）体重、血清亜鉛、Alb、食事記録より摂取栄養量評価。

　　Rx）主食はご飯からパン、麺類に変更。味覚異常に対応するため、味がはっきりした料理を摂取。エンシュア・H®を1本/日内服して、次回受診まで体重を維持する。

　　Ex）本人と夫に臭覚と味覚異常時に食べやすい料理を紹介する。

② NI-2.1 経口摂取量不足②

夫が無理に料理をするのではなく、スーパーの総菜や弁当を利用することを提案する。夫の負担軽減を図ることで、本人の罪悪感（心配）の解消にもつながると思われる。本人は糖質の多いゼリーやアイスを避けているが、貴重なエネルギー源であり積極的な摂取を勧めたい。

　　Mx）食事記録や食事を写真に撮り食事内容を評価。

　　Rx）体調に合わせ食べやすい食品や料理を摂取する。

　　Ex）化学療法の副作用に効果的な食事の工夫を理解する。

栄養モニタリングと評価

① 栄養介入の成果（栄養指導1か月後の受診時）

・主食はパンを中心に摂取している。

・ゼリーやアイスを1個/日摂取している。

・夫は総菜や弁当などを利用するようなった。

・血清亜鉛が65μg/dLまで上昇した。

・体重が維持できた。

❷栄養介入の問題点

・味覚異常は改善されていない。

5 栄養介入の問題点に対する改善策

・今後も化学療法は継続されるため、副作用の発現に対応した食事療法の提案が必要である。

4. がん放射線化学療法

悪性リンパ腫への化学療法の副作用で
経口摂取量が低下している男性

 栄養評価

対象者（患者）情報

年齢・性別	64 歳・男性
職業	無職
現病歴	• 悪性リンパ腫（DLBCL：びまん性大細胞 B 細胞性リンパ腫）ステージⅣ -A、R-IPI：poor
既往歴	• 糖尿病（内服で管理）（45 歳） • 低心機能（心筋梗塞、うっ血性心不全にてドール手術＋冠動脈バイパス術実施）（52 歳） • 慢性心不全（ワーファリン内服）（52 歳）
内服薬	ペリンドプリルエルブミン錠（コバシル®錠）、フロセミド錠（フロセミド®錠）、ビソプロロールフマル酸塩錠（メインテート®錠）、トルバプタン錠（サムスカ®錠）、メチルジゴキシン錠（ラニラピッド®錠）、ピモベンダン錠（ピモベンダン®錠）、ワルファリンカリウム錠（ワーファリン®錠）、サルポグレラート塩酸塩錠（アンプラーグ®錠）、エソメプラゾールマグネシウム水和物カプセル（ネキシウムカプセル®）、フェブキソスタット錠（フェブリク®錠）、プラバスタチンナトリウム錠（プラバスタチンナトリウム®錠）、リナグリプチン錠（トラゼンタ®錠）
身体状況	身長 165.6㎝、体重 48.7kg、BMI 17.8kg/m²
生活活動強度	軽労作
日常生活動作	自立
生活背景	妻と 2 人暮らしで、調理担当者は妻
喫煙歴	10 年前から禁煙（以前は 10 本/日）
趣味	カラオケ
入院時の採血結果	WBC 6,500/μL、Hb 10.9g/dL、リンパ球 15.3%、AST 25U/L、ALT 12U/L、LD 271U/L、Alp 342U/L、γ-GTP 41U/L、TP 6.7g/dL、Alb 3.3g/dL、BUN 21mg/dL、Cre 0.91mg/dL、Na 139mmol/dL、K 4.6mmol/dL、CRP 3.5mg/dL、BS 102mg/dL、HbA1c 6.5%

介入に至るまでの経過（栄養管理までの経過）

4か月前より左頸部の腫瘤に気づき、当院耳鼻科を受診。生検を打診するが本人の希望により経過観察となる。3か月前に左鼠径部にも腫瘤があることに気づき生検を実施。病理の結果、悪性リンパ腫と診断された。化学療法は高度の心機能障害があるため、R-CHOP ではなく、R-DeVIC 療法（リツキシマブ、デキサメタゾン、エトポシド、イホスファミド、カルボプラチン）6 コースを選択し、入院加療が開始となる。初回投与後（第 2 病日）吃逆あり。その後、軽度の吐き気（第 7 病日）、口内炎（第 14 病日）が出現。病院食は糖尿病食 1,600kcal/日を平均 8 割摂取。1 コース目終了。2 コース目、3 コース目も同様に吃逆、軽度の口内炎が出現。一時的な発熱はあるものの食事摂取量は良好を維持。4 コース目開始後、便秘と血小板低下による鼻血による出血あり。5 コース目開始後、強い悪心が出現し、食事摂取量は 1 割まで低下した。今回の入院で 2kg の体重減少あり。食事摂取量の低下が続いたため、病院食の変更の検討を含め栄養指導が依頼された。

食生活状況

4 コース目まで病院食（糖尿病食 1,600kcal）は、7 ～ 9 割摂取可能であった。また、家族からの差し入れを摂取していた。入院生活が長期化しているが、外泊を利用し自宅で好きな料理を摂取して対応していた。5 コース目開始後、強い副作用が出現。口の中がザラザラすると訴え、味覚異常もあり病院給食の味への不満も強い。食欲はないが、みそ汁にご飯を混ぜて流し込んでいる状態。今まで 4 コース化学療法を行ったが、これほど強い悪心は今回が初めてで困惑している。食事は軟らかい形態のほうが食べやすく、硬いものだと噛む回数が多くなり嘔気が増す。鶏肉や味が薄い野菜は食べられない。匂いも気になるので冷たい料理を希望している。

食事調査結果

【5 コース目開始後】摂取エネルギー：約 160kcal、タンパク質 6.8g/日
糖尿病食 1,600kcal/日 1 割摂取
【4 コース目まで】摂取エネルギー：約 1,420 ～ 1,740kcal、タンパク質 66 ～ 70g/日
糖尿病食 1,600kcal/日 7 ～ 9 割摂取、家族からの差し入れ

2 栄養診断

NI-2.1 経口摂取量不足

　食事摂取量が 1 割程度に減少しており、2kg の体重減少がみられたことから（S）、化学療法の副作用の影響による口腔内の違和感、味覚異常、食欲不振を原因とした（E）、経口摂取量不足である（P）と栄養診断できる。

3 栄養介入

　必要栄養量は『日本人の食事摂取基準（2020 年版）』体重当たりの推定エネルギー必要量50 ～ 64 歳男性、身体活動レベルⅠ（低い）を用いて、48.7kg（現体重）×32.7kcal ＝エネルギー1,592kcal/日に設定した。

短期目標

・食事摂取量の増加。

・化学療法 6 コースの完遂。

・体重維持。

・必要栄養量の充足（1,600kcal/日）。

・体重増加（BMI 20kg/m² である 54.8kg を目指す）。

NI-2.1 経口摂取量不足

　化学療法の副作用による悪心とともに、口腔内の違和感と味覚異常があるため、可能な限り本人の希望に沿った内容に病院食を変更する。肉料理は避け、軟らかく冷たい料理の提供を検討する。そうめん、卵豆腐、果物の盛り合わせなどを通常の半分の量で提供する。

　その後は、2 日に 1 度訪問して摂取量や嗜好の変化に対応する。また、病院食では対応できない希望に対しては、妻に積極的に差し入れするよう依頼する。経口摂取が不十分なうちは、末梢静脈栄養輸液製剤の使用を主治医に提案する。

　　Mx）病院食の摂取量、体重、Alb。

　　Rx）病院食は可能な限り本人の希望にそった内容で提供する。また、妻にも本人が望む食品・料理を積極的に差し入れするよう依頼する。本人が抱える病院食に対する不満を頻回に訪問して傾聴する。

　　Ex）口腔内に違和感があったり、味覚異常時でも比較的食べやすい食品・料理を提案して、食べる意欲の継続につなげる。

④ 栄養モニタリングと評価

❶栄養介入の成果

・そうめん、卵豆腐などを 1/2 程度摂取可能になった。

・管理栄養士が頻回に訪問することで、本人の食べる意欲が向上した。

・化学療法 6 コース完遂した。

・体重が維持できた。

❷栄養介入の問題点

・本人の要望に対して病院給食では対応できない料理があった（寿司、うなぎなど）。

5 栄養介入の問題点に対する改善策

・化学療法を予定する患者に対しては、副作用の発現を予測して食事摂取量が良好な時期から介入を検討することが望ましい。

4. がん放射線化学療法

がんに起因する消費エネルギー量の増加で体重が減少している男性

（1） 栄養評価

対象者（患者）情報

年齢・性別	77 歳・男性
職業	無職
現病歴	・膵がん ・糖尿病
既往歴	・尿管結石（体外衝撃波結石破砕〔ESWL〕）（50 歳） ・高血圧症（降圧薬内服）（74 歳） ・前立腺炎（抗生剤治療）（75 歳）
内服薬	アログリプチン安息香酸塩（ネシーナ®）、カンデサルタンシレキセチル錠（カンデサルタン®錠）、アムロジピンベシル酸塩（アムロジピン®OD 錠）
身体状況	身長 166.9cm、体重 52.6kg、BMI 18.9kg/m²
生活活動強度	軽労作（孫の登校時の付き添いで朝 40 分程度歩く）
日常活動動作	自立
生活背景	妻、長男夫婦、孫 2 人の 6 人暮らしで、調理担当者は妻と長男の嫁
喫煙歴	なし
趣味	孫との食事
残歯	部分入れ歯
入院時の採血結果	WBC 9,100/μL、Hb 12.7g/dL、AST 15U/L、ALT 12U/L、LD 126U/L、Alp 199U/L、γ-GTP 26、CK 83U/L、TP 5.8g/dL、Alb 3.6g/dL、BUN 36mg/dL、Cre 1.12mg/dL、UA 6.1mg/dL、Na 142mmol/dL、K 3.4mmol/dL、Ca 8.8mg/dL、CRP 0.1mg/dL、Ca 8.0mg、BS 276mg/dL、HbA1c 11.4%、Amy 144U/L、CA19-9 387U/mL

介入に至るまでの経過

40歳頃から糖尿病を指摘される。近医に通院し、ネシーナ®を内服してHbA1c 7.0%台で推移。糖尿病に対する栄養指導は未実施。今年に入り3か月で4kgの体重減少があり、HbA1c 10%と急激な悪化が認められた。近医の検査で膵頭部に腫瘤があったため、膵臓精査と血糖コントロールのため当院紹介受診となる。検査の結果、局所進行切除不能膵がん（Ph：膵頭部 3.8×3.7cm、SMA：上腸間膜動脈浸潤）とわかり、化学療法（GEM+nab-PTX：ゲムシタビン＋ナブパクリタキセル）を開始することとなる。本人の希望があり1コース目は入院で実施。なお、デキサメタゾン（デカドロン®）の使用もあるため、糖尿病はインスリンを導入して血糖管理することとなる。2回目の投与後（第16病日）から骨髄抑制が現れ、3回目投与後（第20病日）からは倦怠感を強く感じ食欲不振となる。安静と末梢静脈栄養にて徐々に体力は回復した。退院にあたり自宅での食事管理のため栄養指導の依頼があった。

食生活状況

自宅の食事は朝食と昼食は妻が作り、夕食は長男の嫁が作っている。夕食は孫の好物に合わせた内容なので肉料理が多い。孫と一緒に食べるのが楽しみだが、大学生と高校生で忙しく、週1、2回しか一緒に食べられない。食事量は糖尿病があるため野菜料理を多く摂り、過食はしないようにしていた。間食は妻と一緒に饅頭やせんべいなどを1日1回食べていた。最近は体重減少を気にして、入院1か月前から体力を維持するためにご飯を多めに食べるようにした。膵がんと診断されたショックと化学療法の副作用で食欲はない。病院食は6割程度しか食べられていない。退院後の食事は血糖値を下げることを考えれば良いのか、体重維持のためにしっかり食べたほうが良いのかわからず困っている。

食事調査結果

【入院中】摂取エネルギー：約820kcal、タンパク質 41.4g/日
膵臓病食（全粥160g）1,370kcal/日 6割摂取
【入院前】摂取エネルギー：2,400kcal（間食含む）、タンパク質 85g/日
[朝食]ご飯220g、みそ汁（キャベツ、ニンジン、玉ネギ、カボチャ）、湯豆腐1/2丁、しらす干し、ふりかけ
[昼食]ご飯220g、サバのみそ煮、もやしと豚肉の炒め物、みそ汁（キャベツ、ニンジン、玉ネギ、カボチャ）
[夕食]ご飯220g、牛肉とピーマンの炒め物、白菜のクリーム煮、野菜サラダ（トマト1/4個、キュウリ1/4本、ノンオイルドレッシング）
[間食]饅頭1個、せんべい2枚

② 栄養診断

① NC-3.2 意図しない体重減少

　3か月で4kgの体重減少があることから（S）、がんに起因するエネルギー消費量の増加を原因とした（E）、意図しない体重減少である（P）と栄養診断できる。

② NB-1.1 食物・栄養関連の知識不足

　HbA1c 11.4%と高値であり、自宅では体重を維持するためにご飯220g食べており、過食していたことから（S）、過去に栄養指導を受けたことがなく、糖尿病食事療法の知識不足を原因とした（E）、食物・栄養関連の知識不足である（P）と栄養診断できる。

3 栄養介入

　必要栄養量は『日本人の食事摂取基準（2020 年版）』体重当たりの推定エネルギー必要量 75 歳以上男性、身体活動レベル I（低い）を用いて、52.6kg（現体重）× 30.1kcal ＝エネルギー 1,670kcal/日に設定した。

[短期目標]

・必要栄養量（1,670kcal）の確保。

・体重維持。

・主食量の減量。

・HbA1c の改善（－ 0.5 ～－ 1.0% /日）。

[長期目標]

・HbA1c 8.0% 未満（下限 7.0%）。

・体重増加（BMI 22kg/m^2、61kg）。

❶ NC-3.2 意図しない体重減少

　がんの増殖に伴い、炎症性サイトカインや異化因子の影響で体重が減少している。化学療法の副作用による食欲低下がみられ、病院食の摂取量も低下して十分な栄養が補給できていない状態である。今後も化学療法の継続が必要であるため、まずは体重維持を目標に、高率よく栄養補給ができる食品や料理を提案する。

　　Mx）体重、BMI、TP、Alb、Hb、BUN、食事記録より摂取栄養量の評価。

　　Rx）毎食肉料理、魚料理などタンパク質食品を摂取。野菜料理にはオイル入りドレッシングやマヨネーズを使用してエネルギー摂取量の増加を図る。市販の経腸栄養剤や栄養強化ゼリーを紹介。

　　Ex）少量高カロリーな食品・料理の必要性を理解してもらう。また、本人は孫との食事を楽しみにしているため、可能な限り一緒に食事をとるよう協力を求める。

❷ NB-1.1 食物・栄養関連の知識不足

　糖尿病食事療法の知識がないため、糖尿病食品交換表を用いた栄養指導を実施。炭水化物をはじめ各栄養素の血糖値への影響を説明する。そのうえでご飯は1食に150gを目安にする。間食に関しては、楽しみの1つであり200kcal/日までは許可した。今回の入院でインスリン導入となっており、食欲低下時に低血糖とならないよう対策を説明。化学療法の使用に伴いデカドロン®も継続されるため、退院後の定期受診でも栄養指導を実施する。

　　Mx）体重、BMI、BS、HbA1c、SMBG 記録、主食量、間食量。

　　Rx）必要エネルギー 1,670kcal、炭水化物 242g/日、ご飯 150g/食。間食は 200kcal/日以内。

Ex）糖尿病交換表を用いて必要エネルギーとバランスの良い食事を理解する。インスリン導入となっているため、低血糖予防の対応を理解する。

 栄養モニタリングと評価

❶栄養介入の成果

- ・体重が維持できた。
- ・主食はご飯 130g に減量した。
- ・タンパク質食品を毎食摂取した。
- ・間食は 200kcal/日以下であった。
- ・次回受診で HbA1c9.8％に改善傾向があった。

❷栄養介入の問題点

- ・化学療法の副作用として便秘と味覚異常が発現した。

 栄養介入の問題点に対する改善策

- ・HbA1c 高値であるとともに、化学療法は継続が必要であるため、定期的な栄養指導が必要である。

4. がん放射線化学療法

下咽頭がんによる嚥下障害等でエネルギー摂取不足が予測される独居男性

 栄養評価

対象者（患者）情報

年齢・性別	70歳・男性
職業	無職
現病歴	・下咽頭がん
既往歴	・脳梗塞（後遺症なし）（54歳） ・高血圧（内服治療）（40歳頃）
内服薬	バルサルタン、アムロジピンベシル酸塩（アムバロ®配合錠）、アトルバスタチンカルシウム水和物（アトルバスタチン®錠）、シロスタゾール（シロスタゾール®OD錠）
身体状況	身長172cm、体重58.4kg、BMI 19.7kg/m²
生活活動強度	軽労作
日常活動動作	自立
生活背景	独居で、調理担当者は本人 キーパーソン：娘
喫煙歴	25本/日
趣味	ゴルフ
サプリメントの使用	なし
入院時の採血結果	WBC 7,600/μL、Hb 17.2g/dL、リンパ球数 23.4%、AST 14U/L、ALT 15U/L、LD 129U/L、Alp 293U/L、γ-GTP 51、TP 7.2g/dL、Alb 4.5g/dL、BUN 12mg/dL、Cre 0.73mg/dL、UA 3.5mg/dL、Na 137mmol/dL、K 4.2mmol/dL、Ca 9.5mg/dL、CRP 0.1mg/dL、BS 110mg/dL、HbA1c 6.2%

介入に至るまでの経過

4か月前に嚥下時に左咽頭に痛みを伴う違和感あり近医を受診。生検のため当院耳鼻科を紹介受診し、下咽頭がん（左梨状陥凹がん）StageII（T2N0M0）と診断。専門病院でセカンドオピニオンを受診後、当院にて化学放射線治療を実施することになった。化学療法はシスプラチン（CDDP）3コース。放射治療はTrue Beam 70Gy（2Gy × 35回）を予定した。入院中の病院食は軟菜食を提供した。化学放射線治療開始直後は、食事摂取量良好であったが、8Gy照射後に食事の匂いに違和感が出現した。20Gy照射後、嚥下時痛が出現。34Gy照射・シスプラチン2コース目投与後、痛み止めで嚥下時痛は緩和するが、飲み込みづらさの訴えがあった。42Gy照射後、嘔気による食欲不振が出現するとともに味覚異常の訴えもあり栄養士が介入した。病院食は昼食のみ冷たい麺類を提供するが、摂取量は1、2割で推移。給食とは別に自身で購入したせんべいなどを摂取。56Gy照射後、活気はないものの食事摂取量は5割まで増加。66Gy照射・シスプラチン3コース目投与後、味覚異常はあるものの改善傾向にあり、摂取量は8～10割となる。今回の入院で3kgの体重減少があった。放射線治療70Gy完遂。味覚異常や飲み込みづらさは継続している。独居であり退院後の食事を見据えた栄養指導の依頼があった。

食生活状況

入院前の食生活は独居であり自分の好きなものを好きなだけ食べていた。特に麺類が好きで毎日摂取し、残った麺類の汁をご飯にかけ食べていた。料理は得意ではなく、夕食はスーパーの惣菜をつまみに日本酒を1合飲んでいた。週に1度は娘が料理を作って持ってきていた。退院直前も味覚異常は続いた。薄い味は食べにくく、硬いものを食べると喉につかえる感じがする。また、一度にたくさん飲み込むとむせる。退院時の食事は8～10割の摂取で食欲はある。退院後も自身で食事を準備できるか不安を感じている。

食事調査結果

【退院時の病院食】摂取エネルギー：約1,350kcal、タンパク質63.0g、塩分8.5g/日
軟菜食 軟飯180g（昼食のみ麺類提供）9割摂取
【入院前の食事】摂取エネルギー：約2,000～2,100kcal（間食、飲酒含む）、タンパク質45g、塩分12～15g
[朝食] 食パン6枚切り2枚+バター、野菜サラダ（トマト、キュウリ、マヨネーズ）、ブラックコーヒー
[昼食] ラーメンまたはうどんまたは焼きそば+ご飯100g
[夕食] ご飯150g、肉料理（惣菜）、お浸し（惣菜）、日本酒1合
[間食] せんべい3、4枚

② 栄養診断

■ NI-1.4 エネルギー摂取量不足の発現予測

　食事摂取量が低下して、入院中に3kgの体重減少がみられたことから（S）、化学放射線治療の影響で退院時も味覚異常などの副作用が残っており、退院後は食事の準備を基本的には1人でやらなければいけないことから（E）、エネルギー摂取不足の発現予測である（P）と栄養診断できる。

② NC-1.1 嚥下障害

　飲み込んだ後に喉につかえた感じがあり、食事形態によりむせることもあることから（S）、放射線治療の影響で唾液腺が障害されたことによる唾液分泌量の低下を原因とした（E）、嚥

下障害である（P）と栄養診断できる。

3 栄養介入

　必要栄養量は『日本人の食事摂取基準（2020 年版）』体重当たりの推定エネルギー必要量
65 〜 74 歳、男性、身体活動レベル I（低い）を用いて、58.4kg（現体重）× 31.3kcal ＝ エネ
ルギー 1,827kcal/日に設定した。

　短期目標
　・1 日 3 回の食事の準備の実施。
　・宅配食の導入。
　・体重維持。
　・適切な食形態の選択。

　長期目標
　・必要栄養量 1,800kcal/日の補給。
　・誤嚥性肺炎の予防。

❶ NI-1.4 エネルギー摂取量不足の発現予測

　化学放射線治療の副作用による味覚異常があり、退院後は独居のため調理は自身でしてい
くことになる。今回の入院以前から好きなものを好きなだけ食べており、退院後はさらに味
覚異常が加わる可能性が高いため、必要な栄養を充足するための食事選択ができるかどうか
大いに不安である。スーパーで購入可能な少量高カロリーの食品や料理を紹介するとともに、
宅配食の導入についての説明を本人とキーパーソンである娘に実施した。退院直後は、娘に
今まで（1 回/週）より頻回に訪問し、食事が食べられているか生活の様子を確認するよう
依頼した。

　　Mx）体重、BMI、宅配食の実施の有無、TP、Alb、Hb、BUN。
　　Rx）宅配食の紹介、スーパーで購入可能な高エネルギーまたは高タンパク質の食品や
　　　　料理を紹介する。
　　Ex）炭水化物だけではなく、タンパク質、脂質、食物繊維が摂取できる食事を準備で
　　　　きるようにサポート体制を整える。

❷ NC-1.1 嚥下障害

　放射線治療による唾液腺への障害は改善が難しく、70 歳という年齢もあり、今後は誤嚥
性肺炎や窒息を予防するための食事形態を意識する必要がある。嚥下調整食にする必要はな
いが、軟らかく適度な水分を含む食品や料理が望ましい。本人と娘に飲み込みやすい料理を
説明するととに、一口量や食べる姿勢についても注意点を伝達する。

Mx）体重、BMI、むせの有無、CRP、Alb。

Rx）水分の少ないパンやご飯などを食べる際は、お茶などの水分と交互に摂取する。

　　スーパーの総菜では、揚げ物よりも軟らかい煮物などを選択する。

Ex）飲み込みやすい料理と避けるべき料理を理解する。

4 栄養モニタリングと評価

❶栄養介入の成果

・夕食は宅配食を導入した。

・娘が 2 回/週訪問（3 食分の料理を持ってきて冷凍保管）した。

・タンパク質食品を毎食摂取した。

・体重が維持できた。

❷栄養介入の問題点

・自身で購入するスーパーの総菜は揚げ物などの硬い料理もあり、食事形態を配慮した料理の選択ができていない。

5 栄養介入の問題点に対する改善策

・高齢で独居の患者に対して、入院中の栄養指導や外来通院時のフォローだけでは限界があり、訪問看護師やケアマネジャーと積極的な連携をとる必要がある。また、もっとも望ましいことは入院中に栄養指導を実施した管理栄養士が退院後に訪問栄養指導を実施することである。

4

がん放射線化学療法

COLUMN

嚥下調整食学会分類 2013

　嚥下調整食学会分類 2013 とは、日本摂食嚥下リハビリテーション学会による、嚥下調整食の食事の分類およびとろみの分類を示したもので、それぞれ「学会分類2013（食事）」、「学会分類 2013（とろみ）」と呼ばれている。国内の病院・施設・在宅医療および福祉関係者が共通して使用できるようにするため、食事（嚥下調整食）およびとろみについての段階分類を示した。

表　「嚥下調整食学会分類 2013」（食事）早見表

コード		名称	形態	目的・特色
0	j	嚥下訓練食品 0j	・均質で、付着性・凝集性・かたさに配慮したゼリー ・離水が少なく、スライス状にすくうことが可能なもの	・重度の症例に対する評価・訓練用 ・少量をすくってそのまま丸呑み可能 ・残留した場合にも吸引が容易 ・たんぱく質含有量が少ない
	t	嚥下訓練食品 0t	・均質で、付着性・凝集性・かたさに配慮したとろみ水 （原則的には、中間のとろみあるいは濃いとろみ*のどちらかが適している）	・重度の症例に対する評価・訓練用 ・少量ずつ飲むことを想定 ・ゼリー丸呑みで誤嚥したりゼリーが口中で溶けてしまう場合 ・たんぱく質含有量が少ない
1	j	嚥下調整食 1j	・均質で、付着性、凝集性、かたさ、離水に配慮したゼリー・プリン・ムース状のもの	・口腔外で既に適切な食塊状となっている（少量をすくってそのまま丸呑み可能） ・送り込む際に多少意識して口蓋に舌を押しつける必要がある ・0j に比し表面のざらつきあり
2	1	嚥下調整食 2-1	・ピューレ・ペースト・ミキサー食など、均質でなめらかで、べたつかず、まとまりやすいもの ・スプーンですくって食べることが可能なもの	口腔内の簡単な操作で食塊状となるもの（咽頭では残留、誤嚥をしにくいように配慮したもの）
	2	嚥下調整食 2-2	・ピューレ・ペースト・ミキサー食などで、べたつかず、まとまりやすいもので不均質なものも含む ・スプーンですくって食べることが可能なもの	
3		嚥下調整食 3	・形はあるが、押しつぶしが容易、食塊形成や移送が容易、咽頭でばらけず嚥下しやすいように配慮されたもの ・多量の離水がない	・舌と口蓋間で押しつぶしが可能なもの ・押しつぶしや送り込みの口腔操作を要し（あるいそれらの機能を賦活し）、かつ誤嚥のリスク軽減に配慮がなされているもの
4		嚥下調整食 4	・かたさ・ばらけやすさ・貼りつきやすさなどのないもの ・箸やスプーンで切れるやわらかさ	・誤嚥と窒息のリスクを配慮して素材と調理方法を選んだもの ・歯がなくても対応可能だが、上下の歯槽提間で押しつぶすあるいはすりつぶすことが必要で舌と口蓋間で押しつぶすことは困難

学会分類 2013 は、概説・総論、学会分類 2013（食事）、学会分類 2013（とろみ）から成り、それぞれの分類には早見表を作成した。
本表は学会分類 2013（食事）の早見表である。本表を使用するにあたっては必ず「嚥下調整食学会分類2013」の本文を熟読されたい。

「学会分類 2013（食事）」では、段階を大きく 5 段階としている（表）。これにより、既存の分類との整合性を図り、多くの施設で使用できるようになっている（本書の事例では、「学会分類コード 4」などと記載）。

なお、「学会分類 2013（食事）」のコード 0 とコード 1 には、細分類として j と t が設定されている。j はゼリー状、t はとろみ状の略である。これは、ゼリー状食品から開始したい症例と、とろみ状食品から開始したい症例のそれぞれに対応できるようにするためである。

（日本摂食嚥下リハビリテーション学会ホームページより作成）

主食の例	必要な咀嚼能力	他の分類との対応
	（若干の送り込み能力）	嚥下食ピラミッド L0 えん下困難者用食品許可基準 I
	（若干の送り込み能力）	嚥下食ピラミッド L3 の一部 （とろみ水）
おもゆゼリー、ミキサー粥のゼリー　など	（若干の食塊保持と送り込み能力）	嚥下食ピラミッド L1・L2 えん下困難者用食品許可基準 II UDF 区分 4（ゼリー状） （UDF：ユニバーサルデザインフード）
粒がなく、付着性の低いペースト状のおもゆや粥	（下顎と舌の運動による食塊形成能力および食塊保持能力）	嚥下食ピラミッド L3 えん下困難者用食品許可基準 II・III UDF 区分 4
やや不均質（粒がある）でもやわらかく、離水もなく付着性も低い粥類	（下顎と舌の運動による食塊形成能力および食塊保持能力）	嚥下食ピラミッド L3 えん下困難者用食品許可基準 II・III UDF 区分 4
離水に配慮した粥　など	舌と口蓋間の押しつぶし能力以上	嚥下食ピラミッド L4 高齢者ソフト食 UDF 区分 3
軟飯・全粥　など	上下の歯槽提間の押しつぶし能力以上	嚥下食ピラミッド L4 高齢者ソフト食 UDF 区分 2 および UDF 区分 1 の一部

＊上記 0t の「中間のとろみ・濃いとろみ」については、学会分類 2013（とろみ）を参照されたい。
　本表に該当する食事において、汁物を含む水分には原則とろみを付ける。ただし、個別に水分の嚥下評価を行ってとろみ付けが不要と判断された場合には、その原則は解除できる。他の分類との対応については、学会分類 2013 との整合性や相互の対応が完全に一致するわけではない。

5. 摂食嚥下障害

嚥下障害による体重減少と頻回な発熱のある男性

1 栄養評価

対象者（患者）情報

年齢・性別	73歳・男性	職業	無職
現病歴	・嚥下障害 ・誤嚥性肺炎	既往歴	・右下顎骨放射線性骨髄炎、腐骨分離除去後（72歳） ・舌根部がん・中咽頭がん（右中咽頭腫瘍切除＋化学放射線治療）（58歳） ・胃潰瘍（58歳）
内服薬	特になし		
身体状況	身長181.5cm、体重58.2kg、BMI 17.7kg/m² 70歳時の体重は65.2kgであり、この半年間で3kg減少した（減少率4.9%） 左上腕周囲長：20.5cm、上腕三頭筋皮下脂肪厚：4mm、左下腿周囲長：26.7cm		
生活活動強度	軽度		
日常生活動作	自立		
生活背景	妻と長男と3人暮らしで、調理担当は妻		
喫煙歴	58歳まで（40本/日×38年）		
趣味	ゴルフ（月1回はラウンドする）		
残歯	すべて自分の歯で、右奥歯1本齲歯あるため治療中。口腔内やや乾燥		
サプリメントの使用	特になし		
初回外来時の採血結果	TP 6.9g/dL、Alb 3.4g/dL、BUN 13.9mg/dL、Cre 0.93g/dL、eGFR 62mL/分/1.73m²、ChE 264IU/L、T-Cho 130mg/dL、TG 47mg/dL、GLU 114mg/dL、Na 141mmol/L、K 4.4mmol/L、Cl 109mmol/L、CRP 2.1mg/dL、WBC 6.4×1,000/μL、Hb 11.7g/dL、TLC 1,810/μL		

介入に至るまでの経過（栄養管理開始までの経過）

58 歳時に舌根部がん・中咽頭がんで当院にて手術施行した。その後、化学放射線療法を施行し、耳鼻咽喉科・頭頸部外科で経過フォローされていた。70 歳を超えてから、筋力低下や体重減少とともに嚥下障害が徐々に出現し、頻回に発熱を認めるようになり、喀痰量が増加した。体重もさらに減少を認めるようになった。

胃ろう造設を主治医に勧められていたが、本人は拒否し続けていた。

体重減少と微熱が継続しているため、嚥下調整食と栄養補給の外来栄養指導が依頼された。

【ビデオ嚥下造影検査結果】
- 咽頭収縮不良・喉頭挙上不全、咽喉頭知覚低下が著明。
- 不顕性誤嚥は著明。気管へのとろみ付き水分（中間のとろみ）の垂れ込みを認める。
- 通常の食形態は不可。学会分類コード 1j から 2-1 までの食形態が望ましい。

食生活状況

食事は 3 食とも妻の作る食事を摂取。アルコールが好きで、以前は毎日晩酌にビール 500mL とウィスキー（60mL）を摂取。現在は水分でむせるためビール 350mL のみに減っている。結婚してからは夕食にご飯を摂取しない。肉が好きでステーキを週 3 回程度食べていたが、ここ数か月は肉が喉にひっかかるようになってきたため、摂取量が減っている。野菜はもともと嫌いでほとんど摂取しないが、唯一摂取するサラダも喉にひっかかる感じがする。食事を始めると鼻水が出てくる。

食事調査結果

摂取エネルギー：約 1,900 ～ 2,200kcal/日
[朝食] 耳なし食パン 1/6 切れ、バター 10g、ブラックコーヒー 200cc、野菜サラダ（レタス 1 枚、キュウリ 1/4 本、トマト 1 個、ブロッコリー 1 個、オイル入りドレッシング）、ハム 2 枚、卵 1 個
[昼食] ラーメンやパスタ等の麺類が多い
[夕食] ステーキやハンバーグ等の肉料理半人前、豆腐料理、野菜サラダ（レタス 1 枚、キュウリ 1/4 本、トマト 1 個、ブロッコリー 1 個）、チーズ 3 切れ、ピクルス、ビール 350mL
[間食] 週 1 度程度でケーキ 1 個

2 栄養診断

1 NB-1.7 不適切な食物選択

　ここ数か月は水分でむせ、肉や野菜が喉にひっかかることや、食事を開始すると鼻水が出ること、望ましい食形態は学会分類コード 1j から 2-1 であることから（S）、本人・家族の嚥下障害の程度に適した食形態の理解不足が原因となった（E）、不適切な食物選択をしている状態（P）と栄養診断できる。

2 NC-3.2 意図しない体重減少

　発熱、喀痰量の増加、ここ半年間で 3kg の体重減少、左上腕周囲長：20.5cm、上腕三頭筋

皮下脂肪厚：4mm、左下腿周囲長：26.7cm であることから（S）、誤嚥性肺炎を日常的に繰り返すことでエネルギー必要量が増大していることが原因となった（E）、意図しない体重減少を認める状態（P）と栄養診断できる。

GLIM（The Global Leadership Initiative on Malnutrition）基準では低栄養に該当。誤嚥性肺炎を日常的に繰り返すことで消耗性の低栄養となっている状況と判断した。本人は胃ろうの導入を強く拒否されているため、経口から発熱なく食事が摂取できるように食形態の調整を優先することにした。

推定必要栄養量は最終目標体重 65kg より算出し、エネルギー 1,950 〜 2,275kcal 程度（体重当たり 30 〜 35kcal）、タンパク質 70 〜 85g 程度（現体重当たり 1.2 〜 1.3g）、脂質 54 〜 63g（エネルギー比 25％）、水分量 1,950mL 以上と設定した。

③ 栄養介入

短期目標

・適切な食事形態（学会分類コード 2-1 〜 1j）を準備し、摂取することができる。

・発熱の回数が減る。

・1kg/月のペースで体重増加を目指す。

長期目標

・必要栄養量を経口から確保し、体重と栄養状態を改善する。

・最終目標体重は 70 歳時の体重である 65kg。

❶ NB-1.7 不適切な食物選択

適切な食物形態の必要性とそれらの選択基準・調理方法を本人と家族に理解してもらう。

Mx）発熱回数、喀痰の色、採血結果で炎症反応の評価。

Rx）現在摂取している食形態を変更し、学会分類コード 2-1 〜 1j を摂取する。

Ex）本人と妻に好ましい食形態の選択と食べ方、調理方法について指導。

❷ NC-3.2 意図しない体重減少

食形態を調整し発熱を防ぐことで、エネルギー必要量の増大を抑え、筋肉量と体重の減少を抑制する。

Mx）体重、上腕周囲長、上腕三頭筋皮下脂肪厚、下腿周囲長の評価、食事記録より摂

取栄養量の評価。

Rx）エネルギー 1,950 〜 2,275kcal 程度（体重当たり 30 〜 35kcal）、タンパク質 70 〜 85g 程度（現体重当たり 1.2 〜 1.3g）の食事摂取。1kg/月の体重増加。

Ex）目標栄養量確保のための調理方法について指導。また、栄養補助食品の利用を推奨する。

栄養モニタリングと評価

■1 栄養介入の成果

・2回目の外来栄養指導で短期目標を達成した。
 − 食事形態を学会分類コード 2-1 〜 1j へ変更できた。
 − 発熱はほとんど認めなくなり、採血では CRP 0.3mg/dL と低下。
 − 体重が 1kg 増加（上腕周囲長、上腕三頭筋皮下脂肪厚、下腿周囲長は減少なし）。
・初回外来栄養指導から 1 か月後のビデオ嚥下造影検査では、複数回嚥下が必要であるが、喉頭流入なく送り込みが可能であり、咽頭収縮力の向上を認めた。

■2 2回目の外来栄養指導時の採血結果

TP 7.6g/dL、Alb 3.7g/dL、BUN 10.1mg/dL、Cre 0.72g/dL、eGFR 81mL/分/1.73m²、ChE 268IU/L、T-Cho 152mg/dL、TG 46mg/dL、GLU 98mg/dL、Na 140mmol/L、K 4.4mmol/L、Cl 104mmol/L、CRP 0.3mg/dL 以下、WBC 6.1 × 1,000/μL、Hb 12.2g/dL、TLC 2,140/μL

■3 栄養介入の問題点

・調理担当の妻の負担が増加し、強いストレスを感じている。

栄養介入の問題点に対する改善策

・妻の調理負担軽減のため、市販品の嚥下調整食品の利用を提案する。

5

摂食嚥下障害

5. 摂食嚥下障害

左下顎肉がんの舌切除により
噛み砕き・咀嚼障害が発現した男性

 栄養評価

対象者（患者）情報

年齢・性別	78 歳・女性
職業	専業主婦
既往歴	• 慢性腎臓病 StageG 3a（77 歳） • 高血圧症（55 歳） • 脂質異常症（55 歳）
内服薬	カンデサルタンシレキセチル錠 2mg × 1 錠（分 1 朝）
身体状況	身長 144.7cm、体重 46.8kg、BMI 22.4kg/m² 通常時の体重は 51.2kg で、入院時の体重は 50.1kg である。入院後の 32 日間で 3.3kg 減少した（減少率 6.6%）
生活活動強度	軽度
日常生活動作	自立
生活背景	夫と 2 人暮らしで、調理担当は本人
喫煙歴	なし
趣味	手芸
残歯	手術部位は現在無歯顎。今後、義歯を作成する予定。他のすべてが自歯。口腔内にやや乾燥がある
サプリメントの使用	特になし
栄養指導依頼時の採血結果 （第 32 病日目）	TP 6.4g/dL、Alb 3.6g/dL、BUN 16.8mg/dL、Cre 0.89g/dL、eGFR 47mL/分/1.73m²、ChE 533IU/L、T-Cho 206mg/dL、TG 82mg/dL、GLU 103mg/dL、Na 142mmol/L、K 4.6mmol/L、Cl 107mmol/L、CRP 陰性、WBC 4.3 × 1,000/μL、Hb 9.5g/dL、TLC 1,920/μL

<table>
<tr><td>

介入に至るまでの経過（栄養管理開始までの経過）

左下顎肉がんに対する手術目的で入院加療した。第 3 病日に左下顎辺縁切除術、頚部郭清術、前腕皮弁による再建術、全層植皮術、気管切開術を施行した。第 5 病日より経鼻経管栄養での栄養管理が開始となった。第 15 病日目より経口摂取が開始となり、第 25 病日目より 3 食嚥下調整食（学会分類コード 2-2）が摂取可能となった。第 37 病日に退院予定となったが、退院後自宅での食事摂取について食形態の指導が必要となり栄養指導の依頼があった。

</td></tr>
<tr><td>

食生活状況

手術前は、朝食はパン食、昼食は麺類が多い。夕食は夫婦揃って宅配食（通常食）を利用していた。今後の食事内容について不安を感じている。

</td></tr>
<tr><td>

食事調査結果

【入院中】摂取エネルギー：約 1,500kcal/日
- 水分にとろみ調整食品は使用していない。直接ペットボトルから飲むことができる。
- 栄養指導実施時の食形態は学会分類コード 3 であるが、今後食形態は上がっていく可能性があるとリハビリスタッフより申し送りがあった。

</td></tr>
</table>

栄養診断

■ NC-1.2 噛み砕き・咀嚼障害

自宅退院後もしばらく学会分類コード 3 程度の嚥下調整食を摂取する必要があることから（S）、左下顎辺縁切除し、歯がなく口唇閉鎖がうまくいかないことと、舌切除により食塊形成と口腔内移送がしづらいことが原因となった（E）、噛み砕き・咀嚼障害のある状態（P）と栄養診断できる。

■ NC-3.2 意図しない体重減少

入院後 32 日間で 3.3kg の体重減少を認めることから（S）、手術後のエネルギー必要量増大と摂取量不足が原因となった（E）、意図しない体重減少を認める状態（P）と栄養診断できる。

もともと高血圧症、脂質異常症、慢性腎臓病の既往があるため、血圧・血清脂質をモニタリングしつつ、体重は入院時までの体重増加を目標とする。

推定必要栄養量は入院時体重 50.1kg より算出し、エネルギー 1,250 ～ 1,500kcal/日程度（体重当たり 25 ～ 30kcal）、タンパク質 50g 程度（現体重当たり 1.0g）、脂質 34 ～ 42g（エネルギー比 25%）、水分量 1,250mL 以上に設定した。

③ 栄養介入

短期目標

・適切な食事形態を準備し、摂取することができる。

・宅配食や市販品、栄養補助食品を上手に利用し、必要栄養量を経口から確保する。

・0.5kg/月のペースで体重増加を目指す。

長期目標

・体重を半年間で 3.3kg 増加させ、入院時体重（50.1kg）まで回復する。

◼ NC-1.2 噛み砕き・咀嚼障害

適切な食物形態の必要性とそれらの選択基準・調理方法を本人に理解してもらう。

Mx）発熱回数、喀痰の色、採血結果で炎症反応の評価。

Rx）まずは、学会分類コード 3 に該当する食事を摂取する。状況に応じて食形態の変更を実施する。

Ex）朝食と昼食の食形態変更、調理方法指導、既成の嚥下調整食の利用、夕食は夫分の通常食と本人分の嚥下調整食を提供できる宅配業者を紹介する。

◼ NC-3.2 意図しない体重減少

必要栄養量を確保し、半年間で 3.3kg の体重増加を目指す。

Mx）体重、食事記録より摂取栄養量の評価、血圧、血清脂質、腎機能評価。

Rx）エネルギー 1,250 ～ 1,500kcal 程度（体重当たり 25 ～ 30kcal）、タンパク質 50g 程度（現体重当たり 1.0g）の食事摂取。0.5kg/月の体重増加。

Ex）医薬品の栄養補助食品の利用（主治医に処方依頼）、自宅での血圧測定。

④ 栄養モニタリングと評価

◼栄養介入の成果

・退院 7 日目の外来栄養指導で体重増加以外の短期目標を達成した。

　－宅配食を嚥下調整食に変更し、固いものは再加熱して柔らかくして摂取するように調理を工夫をしていた。

　－栄養補助食品を 1 日 1 缶摂取できていた。

　－食事形態を学会分類コード 4 に変更できた。

・退院後 21 日目で体重は 0.8kg 増加した。血圧は弛緩期 130 前後、収縮期 80 前後で経過

しており悪化していなかった。採血で腎機能と脂質項目の大幅な悪化を認めなかった。

❷退院 21 日目の採血結果

TP 7.0g/dL、Alb 3.8g/dL、BUN 17.5mg/dL、Cre 0.92g/dL、eGFR 45mL/分/1.73m²、T-Cho 216mg/dL、TG 94mg/dL、GLU 98mg/dL、Na 143mmol/L、K 4.1mmol/L、Cl 106mmol/L、CRP 陰性、WBC 6.4×1,000/μL、Hb 13.7g/dL

❸栄養介入の問題点

・特になし。

5
摂食嚥下障害

5. 摂食嚥下障害

誤嚥リスクが高く低栄養に該当する要介護 5 の高齢男性

 栄養評価

対象者（患者）情報

年齢・性別	93 歳・男性
介護度	要介護 5（自宅療養中）
現病歴	・肺炎 ・尿路感染症
既往歴	・パーキンソン病（92 歳） ・誤嚥性肺炎（89 歳） ・高血圧症（83 歳） ・糖尿病（83 歳） ・慢性心不全（83 歳） ・多発性脳梗塞・左上下肢不全麻痺（83 歳） ・前立腺肥大症（83 歳）
内服薬	アゼルニジピン錠 16mg × 1 錠（分 1 朝）、アスピリン腸溶錠 100mg × 1 錠（分 1 朝）、ポラプレジンク OD 錠 75mg × 2 錠（分 2 朝夕）、アマンタジン塩酸塩錠 50mg × 1 錠（分 1 朝）
身体状況	身長 156.0cm、体重 41.0kg、BMI 17.0kg/m² 標準体重は 53.5kg で、最大体重は 70kg 前後（80 歳時）である。ここ半年間で 1.4kg 減少した（減少率 3.3%） 上腕周囲長：18.8cm、上腕三頭筋皮下脂肪厚：2mm、左下腿周囲長：25.7cm
日常生活動作	自力歩行は困難で移動は車椅子である。食事と排泄は全介助で、日中はほとんど車椅子乗車で過ごす。普段の意識レベルは Japan Coma Scale（以下、JCS）：Ⅰ-1
社会資源	デイサービス（週 2 回）、訪問介護（毎日）、ショートステイ（適宜）を利用している
生活背景	長男と 2 人暮らし（長女が通いで介護）で、調理担当は長男または長女
喫煙歴	50 歳まで（40 本/日× 30 年）
飲酒歴	なし
義歯	上のみ義歯で、7 ～ 8 年前に下の義歯を紛失し、その後は装着せずに現在にいたる。口腔衛生に問題なし

サプリメントの使用	特になし
入院時の採血結果	TP 6.6g/dL、Alb 2.7g/dL、BUN 24.8mg/dL、Cre 0.96mg/dL、eGFR 55mL/分/1.73m²、AST 16IU/L、ALT 10IU/L、ChE 160IU/L、GLU 303mg/dL、Na 140mmol/L、K 2.6mmol/L、Cl 99mmol/L、CRP 17.6mg/dL、WBC 12.7×1,000/μL、RBC 339×10,000/μL、Hb 9.8g/dL、HCT 29.5、PLT 21.4×10,000/μL、TLC 890/μL
介入時身体所見	血圧 125/67mmHg、脈拍 92bpm、心音清、体温 38.5℃、経皮的動脈血酸素飽和度 93%、JCS：20 発語があるも会話は成立せず。ツルゴール低下、浮腫なし、時折湿性嗄声 仙骨部褥瘡は D3-e3s6i1g3n0p0（合計 16 点）

介入に至るまでの経過（栄養管理開始までの経過）

入院 3 日前まで老人保健施設にショートステイしていた。3 日前より 38 度の発熱を認めたため当院を受診した。肺炎と尿路感染症の疑いにて緊急入院となった。入院時栄養スクリーニング（MNA-SF 4 点）で低栄養に該当したため、栄養介入の依頼があった。入院翌日に栄養介入した。介入時は欠食であり、主に脱水補正がされており、末梢輸液より 210kcal が投与されていた。

【嚥下内視鏡検査結果】
- 口腔準備期〜送り込み期の嚥下障害。
- 誤嚥のリスクが高い状態。
- 水分にとろみ調整食品の添加が必須（中間のとろみ）。
- 適切な食形態は学会分類コード 2-1 〜 2-2 程度と判断された。

入院前の食生活状況

自宅での食事は全粥にベビーフードや柔らかい煮物など学会分類コード 4 程度の食事を摂取し、時折むせを認めていた。水分にとろみを付けると本人が摂取拒否を示すため、水分にとろみは付けていなかった。水分ではむせることが多いため、摂取量は少なかったと次女より情報提供があった。

② 栄養診断

❶ NI-1.1 エネルギー消費の亢進

　3 日前からの発熱、入院時採血で CRP 17.6mg/dL、WBC 12,700/UL、仙骨部褥瘡 16 点より（S）、肺炎と尿路感染による発熱および褥瘡を有することより（E）、エネルギー消費の亢進の状態（P）と栄養診断できる。

❷ NB-1.7 不適切な食物選択

　水分摂取および食事摂取時にむせを認めていたこと、望ましい食形態（学会分類コード 2）に対しコードの高い食形態（学会分類コード 4）を摂取していたことから（S）、本人と家族の嚥下障害の程度に適した食形態の理解不足が原因となった（E）、不適切な食物選択をしている状態（P）と栄養診断できる。

　低栄養と褥瘡、既往に糖尿病を認めることと、日中は車椅子での生活のため、推定必要栄

養量は標準体重 53.5kg より算出し、エネルギー 1,340 ～ 1,600kcal 程度（体重当たり 25 ～ 30kcal）、タンパク質 54 ～ 64g 程度（体重当たり 1.0 ～ 1.2g）、脂質 37 ～ 45g（エネルギー比 25％）、水分量 1,600mL 以上に初期設定した。繰り返し栄養評価を行い、目標栄養量を修正する。

③　栄養介入

短期目標

・適切な食事形態（学会分類コード 2）を本人と家族、ケアマネージャー、ヘルパーが理解し、準備できる。

・褥瘡の改善。

長期目標

・必要栄養量を経口から確保し、再入院なく自宅療養できる。

・半年後の目標体重は 42.4kg。

❶ NI-1.1 エネルギー消費の亢進

Mx）体温、採血結果で炎症反応の評価、褥瘡 DESIGN 点数、体重、上腕周囲長、上腕三頭筋皮下脂肪厚、左下腿周囲長の評価。

Rx）エネルギー 1,340 ～ 1,600kcal 程度（体重当たり 25 ～ 30kcal）、タンパク質 54 ～ 64g 程度（体重当たり 1.0 ～ 1.2g）、水分量 1,600mL 以上の食事摂取。

Ex）必要栄養量摂取の必要性について指導。少量で栄養価の高い栄養補助食品の利用を提案したり水分摂取不足の注意喚起をする。

❷ NB-1.7 不適切な食物選択

適切な食物形態の必要性とそれらの選択基準・調理方法を本人と家族、ケアマネージャー、ヘルパーに理解してもらう。

Mx）発熱回数、喀痰の色、採血結果で炎症反応の評価。

Rx）現在摂取している食形態を変更し、学会分類コード 2 を摂取する。

Ex）本人と家族、ケアマネージャーに好ましい食形態の選択と食べ方、調理方法について指導。ヘルパーには栄養情報提供書で伝達する。

栄養モニタリングと評価

❶栄養介入の成果

・退院時体重は 42.9kg と入院時と比較し増加した（1.9kg/25 日間の増加）。
・褥瘡は D3-e1s3i0g1n0p0（合計 8 点）に改善した。
・退院後 1 回目の外来では、家族は既成の嚥下調整食品を購入し安全面と栄養量に配慮した食事提供がされ、発熱、喀痰の増加なく経過していた。

❷入院時の採血結果

TP 7.0g/dL、Alb 2.8g/dL、BUN 19.3mg/dL、Cre 0.80mg/dL、eGFR 67mL/分/1.73m^2、AST 11IU/L、ALT 12IU/L、GLU 166mg/dL、Na 138mmol/L、K 3.4mmol/L、Cl 102mmol/L、CRP 1.6mg/dL、WBC 7.2×1,000/μL、RBC 294×10,000/μL、Hb 8.2g/dL、HCT 25.4、PLT 30.2×10,000/μL、TLC 1,570/μL

❸栄養介入の問題点

・体重増加が急激なため、血糖値や血圧への悪影響がないか継続的な確認が必要である。

 栄養介入の問題点に対する改善策

・採血結果および褥瘡の状態を確認しつつ、必要栄養量の再設定を行い、体重維持を目指す。

5
摂食嚥下障害

5. 摂食嚥下障害

嚥下機能の低下により
水分摂取量が不足している男性

 栄養評価

対象者（患者）情報

年齢・性別	82 歳・男性
職業	すし職人
現病歴	・肝細胞がん術後（肝 S6 部分切除術後） ・嚥下機能低下
既往歴	・誤嚥性肺炎（82 歳） ・直腸がん（開腹低位前方切除術 D3 郭清）（72 歳） ・高血圧症（71 歳） ・糖尿病（71 歳）
内服薬	センノシド A・B カルシウム錠 12mg × 2 錠（便秘時）、ランプラゾール OD 錠 15mg × 1 錠（分 1 朝）、ブロチゾラム OD 錠 0.2mg × 1 錠（分 1 就寝前）、ニフェジピン徐放 CR 錠 20mg × 1 錠（分 1 朝）、オルメサルタン メドキソミル OD 錠 20mg × 1 錠（分 1 朝）、酸化マグネシウム錠 330mg × 1 錠（分 3）
身体状況	身長 153.0cm、体重 38.7kg、BMI 16.1kg/m² 通常時の体重（肝腫瘍切除術前）は 43kg で、標準体重 51.5kg である。ここ 3 か月間で 4.3kg 減少（減少率 10%） 上腕周囲長：20.0cm、上腕三頭筋皮下脂肪厚：7mm、左下腿周囲長：26.2cm 体温 36.4℃、ツルゴール低下、浮腫なし
日常生活動作	自立
社会資源	特に利用なし
生活背景	独居で長女の訪問あり（2、3 回/週）
趣味	カルチャー教室に通う（歌）（4 回/週）
喫煙歴	70 歳まで（20 本/日×50 年）
飲酒歴	日本酒 1 合/日（毎晩）
義歯	上下。奥歯にブリッジがある。口腔衛生の問題はない
サプリメントの使用	特になし

初回外来栄養指導時の採血結果	TP 7.2g/dL、Alb 3.8g/dL、BUN 21.0mg/dL、Cre 0.89mg/dL、eGFR 62mL/分/1.73m²、AST 29IU/L、ALT 17IU/L、GLU 158mg/dL、Na 146mmol/L、K 4.4mmol/L、Cl 104mmol/L、CRP 0.47mg/dL、WBC 5.7×1,000/μL、RBC 393×10,000/μL、Hb 11.8g/dL、HCT 37.3

介入に至るまでの経過（栄養管理開始までの経過）

肝 S6 腫瘍に対する手術目的で入院加療し、経過に問題なく退院し自宅に戻った。退院時の食形態は常食であった。退院 1 か月後の外来受診で体重減少および水分摂取でむせを認めるとのことで、外来の栄養指導依頼があった。
【嚥下内視鏡検査結果】
• 咽頭知覚低下認め、とろみ水（薄いまたは中間のとろみ）の咽頭貯留を認める。
• 誤嚥のリスクが高い状態。
• 水分にとろみ調整食品の添加が必要（薄いとろみ）。また、食後咳嗽を意識的に行う必要ある。
• 適している食形態は学会分類コード 4 程度と判断された。

食生活状況

独居であり朝昼は自炊しているが、夕食は長女が食事を作ってきてくれる。毎晩晩酌をする。主食は食べない。退院後に食事摂取量が減ったと感じている。食欲はない。以前に比べ食事を残すことが多い。水分の摂取ではよくむせる。黄色い痰が増え、微熱も時折認めると本人より話があった。水分にはとろみ調整食品は使用していない。

食事調査結果

摂取エネルギー量：約 1,200 ～ 1,400kcal/日
［朝食］ご飯 1 膳、納豆、みそ汁、野菜の煮物など
［昼食］ご飯 1 膳、みそ汁、野菜の煮物など
［夕食］焼き魚、もずく酢、肉団子 2 個、サラダ 1 パック、日本酒 1 合
［間食］コーヒー 1 杯（ミルク入り）
［排便］3 ～ 5 日に 1 回

② 栄養診断

◼ NC-3.2 意図しない体重減少

時折発熱、黄色の痰、水分の摂取でむせ、1 か月間で 1.3kg の体重減少を認めることから(S)、誤嚥性肺炎を日常的に繰り返すことでエネルギー必要量が増大していることが原因となった(E)、意図しない体重減少を認める状態（P）と栄養診断できる。

◼ NI-3.1 水分摂取量不足

入院時採血で BUN 21.0、Cre 0.89、ツルゴール反応の低下、食事摂取量低下、便秘、時折発熱を認めることから（S）、発熱で水分必要量は増大したが、摂取する水分量の不足が原因となった（E）、水分摂取量不足の状態（P）と栄養診断できる。

推定必要栄養量は標準体重 51.5kg より算出し、エネルギー 1,300 ～ 1,550kcal 程度（体重当たり 25 ～ 30kcal）、タンパク質 52 ～ 62g 程度（体重当たり 1.0 ～ 1.2g）、脂質 36 ～ 43g（エ

ネルギー比 25 ％）、水分量 1,300mL 以上に初期設定した。繰り返し栄養評価を行い、目標栄養量を修正する。

 3 栄養介入

・脱水症の改善（採血で BUN/Cre 比の改善）。
・便秘の改善（もともとの排便回数である 1、2 日に 1 回を目標とする）。
・体重増加（1kg/1 か月の増加）。

長期目標

・水分にとろみ調整食品を付加しなくても発熱を認めない。
・半年後の目標体重が 43kg。

❶ NC-3.2 意図しない体重減少

Mx）体重、上腕周囲長、上腕三頭筋皮下脂肪厚、左下腿周囲長の評価。

Rx）1kg/月の体重増加および発熱回数の減少を目指す。

Ex）現状の食事に追加して 200kcal の栄養補助食品を毎日 1 パック摂取する。発熱回数を減らすために水分にとろみ調整食品を使用し、嚥下を意識化する。嚥下しづらい食品は避ける。

❷ NI-3.1 水分摂取量不足

Mx）発熱回数、喀痰の色、採血結果で腎機能および炎症反応の評価。

Rx）水分摂取量の増加および発熱回数の減少を目指す。

Ex）本人にとろみ調整食品の使い方と食事摂取方法の注意点について指導。注意事項を記載した紙を渡し、目に見えるところに貼付してもらう。毎食食事以外にコップ 1 杯の水分摂取を励行する。

4 栄養モニタリングと評価

❶栄養介入の成果

・1 か月後の外来栄養指導で短期目標を達成した。
　－体重は 39.8kg に増加した（1.1kg/29 日間の増加）。
　－上腕周囲長が 21.0cm、上腕三頭筋皮下脂肪厚が 8mm、左下腿周囲長が 27.5cm に増

加した。

‒ 水分摂取時にとろみ調整食品を添加している。

‒ 発熱を認めなくなった。

‒ 採血で BUN/Cre 比が改善された。

・3 か月後の外来栄養指導で体重 40.5kg まで改善し、水分へのとろみ調整食品の添加が解除となった。

・再び趣味のカルチャー教室に週 4 回通うことができた。

❷ 1 か月後の外来栄養指導時の採血結果

TP 7.0g/dL、Alb 3.9g/dL、BUN 15.4mg/dL、Cre 0.85mg/dL、eGFR 65mL/分/1.73m²、AST 22IU/L、ALT 12IU/L、GLU 160mg/dL、Na 140mmol/L、K 4.2mmol/L、Cl 100mmol/L、CRP 陰性、WBC 6.7×1,000/μL、RBC 363×10.000/μL、Hb 11.0g/dL、HCT 33.4

❸ 栄養介入の問題点

・1 か月後の外来採血結果では空腹時血糖が高く、160mg/dL であった。

⑤ 栄養介入の問題点に対する改善策

・体重増加をより緩やかにする。

・栄養補助食品を脂質の比率の高いものへ変更する。

<h1 style="text-align:center">COLUMN</h1>

低栄養診断基準（GLIM 基準）

　2018 年秋に ESPEN や PENSA、FELANPE、ASPEN などの The Global Clinical Nutrition Societies により合同で低栄養診断基準（The Global Leadership Initiative on Malnutrition Criteria：GLIM 基準）[1, 2] が発表された。

　GLIM 基準は図に示したとおり、①スクリーニング、②診断的アセスメント、③診断、④重症度判定の 4 つの手順で低栄養の診断から重症度判定までを行うもので、GLIM 基準により低栄養の見解が国際的に統一された。

　評価項目はいずれも臨床現場で簡易に評価できるもので、診断までの流れが明確であるため、幅広い状況で使用可能だと考えられる。当院の管理栄養士も GLIM 基準で低栄養を判定しており、推奨できる基準であると考えている。

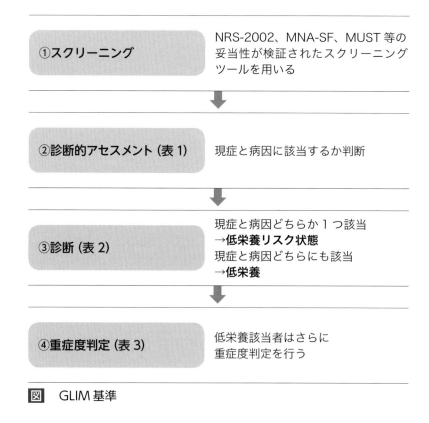

図　GLIM 基準

表1 診断的アセスメント

Phenotypic（現症）	Etiologic（病因）
・意図しない体重減少 　＞ 5% /6 か月以内 　＞10% /6 か月以上 ・低 BMI 　＜ 18.5kg/m² （70 歳未満） 　＜ 20.0kg/m² （70 歳以上） ・骨格筋量減少 　DXA、BIA、CT、MRI、CC 等 　基準値以下	・摂取量減少 / 消化能力低下 　必要量の 50%以下 /1 週 　摂取不足 /2 週以上 　慢性的な消化器症状 ・疾患ストレス / 炎症 　急性疾患 　侵襲 　慢性疾患

表2 低栄養診断

	低栄養リスク状態		低栄養
Phenotypic（現症）	○	×	○
Etiologic（病因）	×	○	○

表3 重症度判定

	中等度	重度
意図しない体重減少	5 〜 10% /6 か月以内 10 〜 20% /6 か月以上	＞ 10% /6 か月以内 ＞ 20% /6 か月以上
低 BMI （日本人）	＜ 18.5 （70 歳未満） ＜ 20.0 （70 歳以上）	＜ 17.0 （70 歳未満） ＜ 17.8 （70 歳以上）
筋量減少 / 低握力	具体的な数値設定はなし	

数値は文献 3）を引用

参考文献

1) Cederholm T, Jensen GL, Correia MITD, et al：GLIM criteria for the diagnosis of malnutrition-A consensus report from the global clinical nutrition community. Clin Nutr 38：1-9, 2019

2) Jensen GL, Cederholm T, Correia MITD, et al：GLIM Criteria for the Diagnosis of Malnutrition：A Consensus Report From the Global Clinical Nutrition Community. JPEN 43：32-40, 2019

3) Maeda K, Ishida Y, Nonogaki T, et al：Reference body mass index values and the prevalence of malnutrition according to the Global Leadership Initiative on Malnutrition criteria. Clin Nutr 39：180-184, 2020

6. 心疾患

僧帽弁置換術後に重度のカヘキシアと嚥下障害を呈した慢性心不全の男性

 栄養評価

対象者（患者）情報	
年齢・性別	56 歳・男性
職業	無職（元建築士）
現病歴	・慢性心不全（NYHA Ⅳ StageD） ・拡張型心筋症 ・僧帽弁閉鎖不全症 ・脂質異常症（併存疾患）
既往歴	特になし
内服薬	ビソプロロール 2.5mg × 1 錠、ワルファリン 1mg × 2.5 錠、トルバプタン 7.5mg × 1 錠、スピロノラクトン 25mg × 1 錠、アゾセミド 60mg × 1 錠、アミオダロン 100mg × 1 錠、アスピリン・ランソプラゾール配合錠 × 1 錠、アトルバスタチン 10mg × 1 錠、ロサルタン 25mg × 1 錠、ブロチゼラム 0.25mg × 1 錠
身体状況	身長 177.7cm、体重 55.5kg、BMI 17.6kg/m² 入院時は浮腫の影響で 61.4kg だったが、トルバプタン投与で浮腫が改善し体重が減少した
生活活動強度	軽度
日常活動強度	自立
生活背景	妻と 2 人暮らし（子供はいない）、調理担当は妻
喫煙歴	47 歳まで（10 本/日× 27 年）
趣味	飲酒
残歯	義歯なし
サプリメントの使用	なし
初回入院時の採血結果	NT-proBNP 7,340pg/mL、TP 6.4g/dL、Alb 3.3g/dL、TG 223mg/dL、TBil 1.86mg/dL、γ-GTP 477mg/dL、TG 315mg/dL、T-cho 296mg/dL、HDL-C 41.3mg/dL、LDL-C 233mg/dL、HbA1c 6.1%、BUN 24.1mg/dL、Cre 0.46mg/dL、Na 131.6mEq/L、K 3.34mEq/L、UA 9.3mg/dL、Hb 13.9g/dL

心臓超音波検査	LVEF 16.0%、IVS 5.4mm、LVDd 80.3mm、LVDs 75.7mm、LAD 55.3mm、IVC 22.6mm、呼吸性変動（＋）、E/E´ 16.1、severeMR、tethering（＋）、壁の菲薄化（＋）、中隔 akinesis
胸部 X 線検査	CTR 64.5%、肺うっ血（＋）、胸水（＋）
12 誘導心電図検査	心拍数 110bpm、wide QRS、R 波増高、ST-T 変化

介入に至るまでの経緯

他院にて拡張型心筋症による心不全と診断され通院していたが、心不全の増悪により横になって眠れず、起坐呼吸症状がみられたため当院に救急搬送され入院加療となった。カテコラミンと haNP、利尿剤で心不全症状は一時的に改善したが、再度増悪した。その後、経皮的心肺補助装置（PCPS）と大動脈内バルーンパンピング（IABP）を装着し多量の尿量が得られたことで心不全症状は改善したが、利尿剤による口渇が著しく、水分を過剰摂取するなどして水分管理が難渋した。薬剤投与での心不全改善は難しいことから僧帽弁閉鎖不全症（Mitral Regurgitation：MR）に対して僧帽弁置換術（Mitral Valve Replacement：MVR）を施行した。術後は IABP と体外式膜型人工肺（ECMO）管理下で循環動態の改善を図り、徐々に心不全症状が改善した。うっ血による肝機能障害と腸管浮腫によって著しい食欲低下がみられ、心不全増悪による異化亢進、術後の侵襲によるサイトカインでさらに食欲低下は遷延し、心臓悪液質による顕著な体重減少を認めた。気管切開をしていたことから栄養投与は経腸栄養からとなった。心不全による多臓器不全も呈していたため、下痢や便秘に難渋しながらの栄養投与となり、毎日経過観察をしながら栄養剤の種類や内容、投与速度や投与量を検討した。酸素化の改善とともに食事開始となったが重度の嚥下機能の低下を認めたため、多職種とともに嚥下評価と訓練を繰り返し、徐々に経口摂取へ移行した。心不全コントロールのために長期安静であったため筋力が著しく低下し、栄養サポートとリハビリテーションを実施した。長期にわたる栄養介入が必要であるため、退院してからも外来心臓リハビリテーションに通院し、継続的な栄養食事指導を導入することになった。

食生活状況

妻と 2 人暮らし。基本的には妻が調理担当だが、昼食は毎日麺類が食べたいので自分で作る。外食は週に 2、3 回ほどで、中華料理の餃子を食べることが多い。甘いものは好まず間食はしない。毎日飲酒し、アルコール度数の高い種類を多飲する。

食事調査結果

［朝食］にゅうめん、サラダ、牛乳
［昼食］ラーメン、冷奴
［夕食］ご飯、餃子、めかぶ、焼酎ロックを 3、4 杯
とにかく麺類が好きで 1 日 1、2 食は摂取している。毎日晩酌し、気がつくとかなりのアルコールを摂取しており、深酒することが多い。

② 栄養診断

1 NI-1.1 エネルギー消費の亢進

BMI 17.6kg/m²、上腕周囲長 23.5cm、下腿周囲長 30.1cm、握力 33.4kgf と顕著な体重減少や筋力低下がみられたことから（S）、心不全増悪による交感神経の活性や術後の侵襲による異化の増大、心臓悪液質が原因となった（E）、エネルギー消費の亢進に陥っている状態（P）と栄養診断できる。

❷ NI-4.3 アルコール摂取量過剰

心不全の増悪因子の1つにアルコールや水分の過剰摂取が挙げられる[1]が、1日のアルコール摂取量に換算すると 60 ～ 80 g ほどになり、γ-GTP や TG も高値であることから（S）、アルコール度数の高い飲料の飲酒習慣が原因となった（E）、アルコール摂取量過剰（P）と栄養診断できる。

❸ NI-5.10.2（7）ナトリウム（食塩）摂取量過剰

心不全でナトリウムの再吸収が促進され、体液貯留しやすい状態であるが、麺類を好み、定期的に外食していることから（S）、麺類や味付けの濃い食事を日常的に摂取していることが原因となった（E）、ナトリウム（食塩）摂取量過剰（P）と栄養診断できる。

③ 栄養介入

短期目標

- ・適正なエネルギーとタンパク質の摂取でカヘキシアから脱却する。
- ・減塩の手法を習得する。
- ・禁酒する。

長期目標

- ・心不全増悪（再入院）予防。
- ・体重と BMI の維持。
- ・水分と塩分の継続的な管理。
- ・適正なアルコールの摂取。

❶ NI-1.1 エネルギー消費の亢進

心不全増悪によるエネルギー損失や体タンパクの分解による筋力低下を防ぎ、栄養状態と運動耐容能も改善できるようにタンパク質を中心とした十分なエネルギーの充足を目指す。タンパク質は適正体重当たり 1.0 g 以上の摂取とし[2]、目標体重は BMI に準じて設定する[3]。

Mx） 毎日の食事記録から摂取エネルギー量および摂取タンパク質量を算出し、充足率や PFC 比を評価する。

Rx） 身長 177.7 cm、体重 55.5 kg、BMI 17.6 kg/m² なので、まずは目標体重を BMI 18.5 kg/m² の 58.5 kg とし、必要エネルギー量 1,760 kcal、必要タンパク質量 88 g（1.5 g/目標体重）に設定。

次の目標体重を BMI 20.0 kg/m² の 63.3 kg とし、必要エネルギー量 1,900 kcal、必要タンパク質量 76 g（1.2 g/目標体重）に設定。最終目標は BMI 22.0 kg/m² の 69.4 kg

とし、必要エネルギー量 2,100kcal、必要タンパク質量 84g（1.2g/目標体重）に設定。

Ex）アミノ酸スコアの高いタンパク質とエネルギー効率の良い中鎖脂肪酸の摂取で、タンパク質を十分に補いながらエネルギーの充足をうながし、必要に応じて栄養補助食品の活用を勧める。また n-3 系多価不飽和脂肪酸や食物繊維でも、特に水溶性食物繊維の摂取をうながし、LH 比を整える。

❷ NI-4.3 アルコール摂取量過剰

アルコールは嗜好品であるので、NT-ProBNP を確認しながら飲酒の解禁の時期を主治医に確認する。はじめは禁酒とし、アルコール摂取は交感神経を亢進させ心臓に負担がかかることへの理解をうながし、アルコールの許容量が 20g 未満[4]であることの重要性を十分に理解したうえで飲酒を再開する。また、飲酒によって水分の過剰摂取にならないように注意をうながす。

Mx）飲酒の種類、量、頻度を食事記録と一緒に記載してもらう。アルコール量に換算し過剰摂取になっていないかを評価する。

Rx）アルコール量 20g/日、水分 1,500mL/日。

Ex）お酒の種類によってアルコール度数が異なるため、それぞれ飲酒許容量が変化することを理解してもらう。種類別のアルコール含有量の一覧表を作成し配布する。また、水分に関しては果物から摂取する水分も配慮し、果物の水分含有量の一覧表を作成し配布する。

❸ NI-5.10.2（7）ナトリウム（食塩）摂取量過剰

心不全増悪の因子でもっとも多くみられる塩分過多であるが、特に重症心不全患者においてはナトリウムの再吸収が著しいため、食事摂取量が安定して充足できていることを確認し、厳格な減塩管理を実施していく。

Mx）食事記録から食事内容を確認し、電子式食塩センサー（塩分摂取量簡易測定器 減塩モニタ：株式会社河野エムイー研究所）を購入してもらい、夜間尿からの推定食塩摂取量を毎日測定し評価する。

Rx）食塩摂取量 6.0g 未満/日とする。心不全患者の減塩の目標値は 1 日 6g 未満と定め、重症心不全ではより厳格な塩分制限を検討する[1]。

Ex）麺類が好きで、毎日、朝食と昼食に食べたいという希望があるため、必ず塩分濃度計を使用し、麺汁の塩分濃度を 0.6 〜 0.8％未満で調理して、麺汁を飲まないことを約束する。本人の嗜好に合わせ、天然だしに魚粉で旨味を相乗したり、柑橘のクエン酸や酢の酢酸を利用した調理法を提案する。

栄養モニタリングと評価

❶栄養介入の成果

・心不全症状に応じた必要栄養量を設定し、食事記録から充足率を算出して不足分の是正を定期的かつ継続的に実施したことで栄養を同化できるようになり、カヘキシアからの脱却とフレイルの改善ができた。

- BMI は介入開始時に 17.6kg/m^2 であったのが、1 年後に 19.8kg/m^2、2 年後に 21.8kg/m^2 となった。
- 上腕周囲長は介入開始時に 23.5cm であったのが、1 年後に 26.9cm、2 年後に 28.5cm となった。
- 下腿周囲長は介入開始時に 30.1cm であったのが、1 年後に 34.4cm、2 年後に 35.6cm となった。

・適正なエネルギーとタンパク質摂取で筋力が上がった。

- 握力は介入開始時に 33.4kgf であったのが、1 年後に 42.9kgf、2 年後に 46.9kgf となった。

・心肺運動負荷試験の数値が改善した。

- peakVO2/W は介入開始時に 13.5mL/kg/分であったのが、1 年後に 19.9mL/kg/分、2 年後に 20.2mL/kg/分に改善し、運動耐容能も向上した。

・電子式食塩センサーを購入し、毎日測定して日々の食塩摂取量の振り返りをしたことで、1 日の摂取量 6.0g 前後を達成でき、外食でも塩分過多に陥ることがなくなった。また、塩分濃度計を使用しながら麺汁を作ったことで好きな麺類を 1 日 2 回摂取しても減塩を継続できている。

・「アルコールは嗜好品であるので、好きなものだからこそ長く付き合うために節制する」という考えに基づき、アルコールの種類や飲み方の理解を繰り返し深めたことで、「決められた日に決められた量を守って飲む」という習慣が身に付き、アルコール管理と水分管理が可能となった。

・心不全手帳に毎日の体重、血圧、食塩摂取量（食事内容）を記録するセルフモニタリングを継続したことで、該当する心不全増悪因子（低栄養、食塩過剰摂取、水分過多、アルコール多飲）の是正を達成し、心不全の増悪や再入院を予防することができた。

❷栄養介入の問題点

・年齢が比較的若いため、今後も友人との付き合いなどで外食や飲酒の機会が増えることが想定される。

⑤ 栄養介入の問題点に対する改善策

・慢性心不全は再入院するたびに予後不良になる[1]ことへの理解をうながし、医療者の目の届かないところでの自己管理の重要性を徹底して教育する。

参考文献
1) 日本循環器学会/日本心不全学会合同ガイドライン「急性・慢性心不全診療ガイドライン」(2017年改訂版)
2) サルコペニア診療ガイドライン作成委員会編：サルコペニア診療ガイドライン2017. ライフサイエンス出版, 2017
3) 厚生労働省「日本人の食事摂取基準（2020年版）」
4) 日本循環器学会「心血管疾患におけるリハビリテーションに関するガイドライン」(2012年改訂版)

6
心疾患

6. 心疾患

冠動脈バイパス術後に慢性腎不全が進行した狭心症の男性

 栄養評価

対象者（患者）情報

年齢・性別	69 歳・男性
職業	無職
現病歴	• 狭心症 • 高血圧（併存疾患） • 脂質異常症（併存疾患） • 糖尿病（併存疾患） • 慢性腎不全（併存疾患）
既往歴	特になし
内服薬	アムロジピン 5mg × 1 錠、アスピリン 100mg × 1 錠、ニコランジル 5mg × 1 錠、エソメプラゾール 20mg × 1 錠、ロスバスタチン 5mg × 1 錠、オメガ 3 脂肪酸エチル 2g × 2 包、ピオグリタゾン・アログリプチン配合錠× 1 錠
身体状況	身長 170cm、体重 58.2kg、BMI 20.1kg/m²
生活活動強度	軽度
日常生活動作	自立
生活背景	妻と 2 人暮らしで、調理担当は妻
喫煙歴	なし
趣味	ゴルフ
初回の採血結果	TP 7.7g/dL、Alb 4.2g/dL、AST 16U/L、ALT 14U/L、γ-GTP 23U/L、Gul 168mg/dL、HbA1c 7.1%、TG 344mg/dL、T-cho 249mg/dL、HDL-C 44.3mg/dL、LDL-C 149mg/dL、BUN 30.9mg/dL、Cre 1.87mg/dL、UA 5.4mg/dL、eGFR 29.017mL/分/1.73m²、Na 137.1mmol/L、K 4.53mEq/L、Hb 11.5g/dL、NT-proBNP 3,250pg/mL、CRP 1.24mg/dL
心臓カテーテル検査	RCA # 1 90%、LAD # 7 99%、# 9 90%、LCX # 11 90%の有意狭窄を認めた
心臓超音波検査	LVEF 37.5%、IVS 11.4mm、LVDd 44.9mm、LVDs 26.2mm、LAD 25.3mm、IVC 12.7mm、呼吸性変動（＋）、E/E´13.0、心室中隔、下壁に壁運動異常所見あり

胸部 X 線検査	CTR 54.3%
12 誘導心電図	心拍数 85bmp、洞調律、P 波異常なし、Q 波異常なし

介入に至るまでの経緯

もともと糖尿病と高血圧のために他院に通院中であった。2、3 年前より労作時の呼吸困難感があり、冠動脈造影検査（CT）で冠動脈石灰化を指摘され、心臓カテーテル検査（CAG）目的で当院紹介となった。CAG の結果、重症三枝病変を認め冠動脈バイパス手術（Coronary Artery Bypass Grafting：CABG）施行のため入院となった。術後経過は順調で離床も問題なく進行し、術後 10 日目に自宅退院となった。退院後も外来心臓リハビリテーションにて週 2 回の経過観察を継続。このころから腎機能低下を認め、月 1 回の栄養食事指導介入が開始となった。

食生活状況

調理担当は妻。食事は主に自宅で食べ、外食はほとんどしない。たまに出かける孫との外食を楽しみにしている。炭水化物が好きでご飯や麺類などの主食の摂取量が多く、甘いものも大好きで早食いである。アルコールは以前は飲んでいたが現在はまったく飲酒していない。

食事調査結果

朝食にリンゴ 1/2、昼食にミカン 2 個、夕食にバナナ 1 本といったように、果物は毎食ごとに食べており 1 回の量も多めである。甘いものを好み、間食でも単糖類や二糖類の摂取量が多い。妻が果物に砂糖を加えた自家製シロップを作り、それを薄めて飲んでいる。梅干を朝食のお粥に入れて食べ、練り製品や干物などの加工品を好んで頻回に食べている。加工品からの食塩を過剰摂取している。

2　栄養診断

1 NI-5.7.3 タンパク質やアミノ酸の不適切な摂取

　糖尿病を併存しており腎機能低下が懸念されていたところに、開心術後の合併症の 1 つである腎不全をきたし、BUN 30.9mg/dL、Cre 1.87mg/dL、eGFR 29.017mL/分/1.73m² と悪化したが、いつもどおりの食事をしていたことから（S）、本人や家族への介入者不在による低タンパク食療法などの知識不足が原因となった（E）、タンパク質やアミノ酸の不適切な摂取（P）と栄養診断できる。

2 NI-5.10.2（7）ナトリウム（食塩）摂取量過剰

　CABG 術後で減塩管理が必要であり、併存疾患である高血圧改善のためにも減塩は必須であるが、食事記録内容や食塩摂取量の測定結果より、摂取量 7.2g で血圧も収縮期血圧 140mmHg、拡張期血圧 91mmHg と高値であることから（S）、日常生活で無意識に摂取している加工品などが原因となった（E）、ナトリウム（食塩）摂取量過剰（P）と栄養診断できる。

6

心疾患

3 NI-5.8.4 不規則な炭水化物摂取

　食事は常に早食いで穀類を好み、HbA1c も 7.1％であることから（S）、食べ方や主食の過食が原因となった（E）、不規則な炭水化物摂取（P）と栄養診断できる。

4 NI-5.6.3 脂質の不適切な摂取

　冠動脈の狭窄により CABG を施行し、今後は二次予防が必要だが、間食では甘いものや動物性油脂を含むものを好み、TG 344mg/dL、T-cho 249mg/dL、HDL-C 44.3mg/dL、LDL-C 149mg/dL であることから（S）、嗜好品の過剰摂取が原因となった（E）、脂質の不適切な摂取（P）と栄養診断できる。

③ 栄養介入

　短期目標
- ・適正なエネルギーと良質なタンパク質を過不足なく摂取する。
- ・減塩の手法を習得する。
- ・食事の適切な「量」「質」「食べ方」を習得し、間食の見直しをする。

　長期目標
- ・低タンパク食療法を継続する。
- ・食塩摂取量 6.0g 未満を継続する。
- ・血糖値や脂質の目標管理値を目指し、維持する。
- ・BMI（体重）や筋力を維持する。

1 NI-5.7.3 タンパク質やアミノ酸の不適切な摂取

　低タンパク食療法の重要性を説明し、理解したうえで本人と家族の協力を得て食事療法を開始する。厳格な低タンパク質制限によって腎機能が安定したという報告[1, 2] もあることから、エネルギーをしっかり確保しながら低タンパク食療法を取り入れ、腎機能の低下を防ぐ。また良質なタンパク質摂取で筋力維持を図り、リハビリテーション（以下、リハ）との相乗効果を期待する。

　　Mx）食事記録から食事内容を定期的に確認し、適正なエネルギーおよびタンパク質摂取量を評価する。

　　Rx）低タンパク特殊食品を積極的に使用し、BMI を維持しながら低タンパク食療法を継続する。身長 170.0cm、体重 58.9kg、標準体重 63.6kg、エネルギー 1,910kcal（30kcal/IBW）、タンパク質 32g（0.5g/kg）。

　　Ex）調理担当の妻に食材の計量の習慣をうながし、煩雑な計量も実践することで早く

効果が得られることへの理解をうながす。また、低タンパク特殊食品の活用のほか、妻の調理負担の軽減のためにも必要に応じて宅配弁当の活用をうながす。

❷ NI-5.10.2（7）ナトリウム（食塩）摂取量過剰

減塩を定着させ血圧を管理し、冠動脈疾患の二次予防や腎機能低下防止、腎保護を図る。冠動脈疾患患者、CKD、糖尿病患者の血圧の管理目標は 130/80mmHg 以下である[3]。

Mx）食事記録の他に電子式食塩センサー（塩分摂取量簡易測定器 減塩モニタ：株式会社河野エムイー研究所）で食塩摂取量を測定し、主観的な評価と客観的な評価を用いる。

Rx）加工品の摂取頻度を減らし、食塩摂取量 6.0g 未満を目指す[3]。

Ex）本人の減塩意識を高め、調理担当の妻には食材と同様に調味料の食塩摂取量の計量を推奨する。

❸ NI-5.8.4 不規則な炭水化物摂取

適正なエネルギー量を確保することと血糖値の急上昇を防止するために、糖質でも消化吸収の緩やかな少糖類や多糖類、血糖値上昇の抑制効果のある食物繊維があることの理解を深め、それらを含めた炭水化物の適正な摂取を実践する。

リハを行っているため、適正な炭水化物摂取で過不足なくエネルギーを確保し、体タンパクの異化亢進を防ぐ。

糖尿病では血糖を HbA1c 6.9%（NGSP）未満に管理する[4]。

Mx）食事記録より主食の種類や量を確認し、必要エネルギー量や適正なタンパク質量に見合っているかを吟味する。

Rx）主食を低タンパク米やでんぷん麺などに変更し、主食からのタンパク質摂取を抑えながらエネルギーを確保していく。

Ex）低タンパク特殊食品を上手に取り入れることで、副菜からの良質なタンパク質摂取をうながし、無理のない食事療法を提案する。

❹ NI-5.6.3 脂質の不適切な摂取

脂質管理をすることで冠動脈疾患の二次予防や適正なエネルギー摂取量の確保を図る。CKD 患者は冠動脈疾患発症の高リスク群に分類され、管理目標を一次予防では LDL-C ＜ 120mg/dL、Non-HDL-C ＜ 150mg/dL、二次予防では LDL-C ＜ 100mg/dL、Non-HDL-C ＜ 130mg/dL と設定する[5]。

Mx）食事記録から間食内容を定期的に確認し、脂質管理について評価する。

Rx）ω3や MCT の油脂の摂取をうながし、野菜や海藻などの食物繊維の摂取もうながす。

Ex）良質な脂質摂取のために脂質の種類を提示し、間食の摂取のしかたについても提

案する。また、必要に応じて腎臓病用の特殊食品の間食も検討する。

 栄養モニタリングと評価

■栄養介入の成果

・栄養指導には調理担当である妻に必ず同席してもらい、食事記録をもとにエネルギーやタンパク質の過不足を迅速に是正したことでBUN 30.9mg/dL が24.8mg/dL に改善した。また Cre 1.87mg/dL が 2.6mg/dL となり、顕著な悪化を認めることなく経過することができた。

・適正なエネルギー量の摂取で介入期間の 1 年間で、BMI 19.9kg/m² が 20.1kg/m² に、上腕周囲長 25.0cm が 24.8cm に、下腿周囲長 30.4cm が 30.3cm となり維持することができた。握力は 26.4kgf が 27.4kgf となり筋力の低下も認めなかった。

・調味料の計量を徹底したことで食塩摂取量は 6.1g に管理できて、血圧が収縮期血圧 140mmHg から 132mmHg に、拡張期血圧 91mmHg から 61mmHg に改善した。

・食事記録を通じて定期的な振り返りをしたことで、HbA1c 7.1％が 6.3％に、TG 344mg/dL が 173mg/dL に、T-cho 249mg/dL が 125mg/dL に、HDL-C 44.3mg/dL が 39.5mg/dL に、LDL-C 149mg/dL が 48mg/dL に改善し、糖尿病や脂質異常症の管理もできた。

■栄養介入の問題点

・調理担当の妻が不在のときに不安があったり、妻自身の調理への負担や疲労が懸念される。
・食事療法を継続していくための意欲の維持。

⑤ 栄養介入の問題点に対する改善策

・必要に応じた宅配弁当の活用を提案し、妻が気兼ねなく外出できるように配慮する。
・ほかの患者の成功体験を伝え、患者向け勉強会の参加を提案する。

参考文献
1）Ideura T, et al. Am J Kidney Dis 2003；41：S31-34
2）Ideura T, et al. Contrib Nephrol 2007；155：40-49
3）日本高血圧学会高血圧治療ガイドライン作成委員会編：高血圧治療ガイドライン 2019．ライフサイエンス出版，2019
4）日本腎臓学会編：エビデンスに基づく CKD 診療ガイドライン 2018．東京医学社，2018
5）日本動脈硬化学会「動脈硬化性疾患予防ガイドライン 2017 年版」

6. 心疾患

緊急で大動脈弁置換術を施行した
フレイル・サルコペニアの女性

 栄養評価

対象者（患者）情報

年齢・性別	73歳・女性
職業	無職
現病歴	・大動脈弁狭窄症
既往歴	・胃がん（62歳のときに胃の4/5を切除） ・自己免疫性肝炎 ・陳旧性肺結核 併存疾患なし
内服状況	フロセミド20mg×1錠、スピロノラクトン25mg×1錠、アスピリン100mg×1錠、ワルファリン1mg×1錠、ビソプロロール0.625mg×1錠、ベラパミル40mg×2錠、ボノプラザンフマル10mg×1錠
身体状況	身長151.7cm、体重33.2kg、BMI 14.4kg/m²
生活活動強度	軽度
日常生活動作	自立
生活背景	独居で、調理担当は本人。近隣に息子家族と娘家族が在住している
喫煙歴	なし
趣味	犬の散歩
残歯	すべて自分の歯で義歯なし
サプリメントの使用	なし
介入時の採血結果	TP 7.2g/dL、Alb 3.6g/dL、γ-GTP 37mg/dL、TG 76mg/dL、T-cho 162mg/dL、HDL-C 61.1mg/dL、LDL-C 8mg/dL、BUN 18.9mg/dL、Cre 0.76mg/dL、UA 5.1mg/dL、Hb 12.9g/dL、HbA1c 6.1%、NT-proBNP 3,473.0pg/mL、CRP 0.31mg/dL
心臓超音波検査	LVEF 48%、IVS 9.3mm、LVDd 43.1mm、LVDs 30.7mm、LAD 24.2mm、IVC 11.9mm、呼吸性変動（＋）、E/E´ 13.8、severe AS、弁輪径 19.7mm、valsalva径 23.3cm、ST-J 20.2cm

胸部 X 線検査	CTR 45.8%
12 誘導心電図	術後 Wenchebach 型のⅡ度房室ブロックみられたが、その後は右脚ブロック

介入に至るまでの経過

かかりつけ医にて大動脈弁狭窄症（Aortic Stenosis：AS）を指摘され経過観察としていたが、圧格差が 12mmHg から 49mmHg となり狭窄が進行したため手術目的で当院紹介となる。患者は胃がんの既往歴があり、フレイルで体力低下も懸念されることから外科的手術ではなく経カテーテル大動脈弁留置術（Transcatheter Aortic Valve Implantation：TAVI）の希望があった。しかし TAVI 術中に左室穿孔し、緊急で左室修復術と大動脈弁置換術（Aortic Valve Replacement：AVR）の施行となった。術後は心房細動を呈し、体外式ペースメーカーとカテコラミンにより血圧と心拍の管理をしていた。その後、血圧や循環動態は安定し食事開始となったが、食欲不振がみられ、充足率はエネルギー 64％、タンパク質 41％と低下。簡易栄養状態評価表、MNA® (Mini Nutritional Assessment) 15.5、GNRI (Geriatric Nutritional Risk Index) 75.3、SNAQ (Short Nutritional Assessment Questionnaire) 13、Alb 3.1g/dL と高度な低栄養状態となり、こまめな栄養介入が必要となった。

食生活背景

独居で食事は自分で作る。もともと少食なうえに胃切除の既往もあり、食事は 3 食きちんと食べてはいるものの、1 回の摂取量が少なく間食もほとんどしない。食事量は少ないが副菜を 2、3 品まとめて調理しており、単品ですませることはない。完食できないため外食はほとんどせず、息子家族や娘家族と時々一緒に出掛けるくらいの頻度である。

食事調査結果

摂取エネルギー量：1,100kcal/日、タンパク質 42g/日
朝食はパン食で昼食と夕食はご飯食が多い。麺類や餅が好きでご飯食のときよりも摂取量が多い。ご飯のときは茶碗半分ほどの摂取量だが、麺類は 1 人前摂取でき、餅も 2 個程度摂取できる。

 栄養診断

1 NI-1.1 エネルギー消費の亢進

　治療中の合併症により緊急で左室修復術や大動脈弁置換術という侵襲の高い手術を施行したことから（S）、心臓悪液質による著しい異化亢進が原因となった（E）、エネルギー消費の亢進を認める状態（P）と栄養診断できる。

2 NI-5.3 タンパク質・エネルギー摂取量不足

　胃切除の既往もあり 1 回の食事量が少なく、自宅での食事内容の充足率はエネルギー 84.6％、タンパク質 65.6％であることから（S）、術後の食欲不振の遷延が原因となった（E）、タンパク質・エネルギーの摂取不足である（P）と栄養診断できる。

3 NC-3.1 低体重

　食事量も少なく、BMI 14.5kg/m²、上腕周囲長 17.9cm、下腿周囲長 26.6cm であることか

ら（S）、もともと虚弱体質のうえに術中の合併症が原因となった（E）、低体重の助長が懸念される状態である（P）と栄養診断できる。

 ③ 栄養介入

・1kg/月の体重増加を目指してフレイルを改善。

・必要エネルギー量 1,278kcal（30kcal/目標体重）と設定し 1,300kcal を摂取。

・必要タンパク質量 63.9g（1.5g/目標体重）と設定し 64g を摂取。

長期目標

・目標体重は BMI 18.5kg/m² の 42.6kg と設定し、体重の維持、増加でフレイルを予防。

・必要エネルギーに対する食事摂取量の維持。

・タンパク質を中心とした食事と間食の継続。

・適正な栄養摂取で体力や筋力を維持し、日常生活動作（Activitiesof Daily Living：ADL）を保持する。

1 NI-1.1 エネルギー消費の亢進

侵襲の高い治療をしたことで心臓悪液質によるエネルギーの異化亢進をきたしていることを理解してもらい、フレイルの改善や予防を重点的に行う。

Mx）介入初期は 1 週間ごとに食事記録を記載してもらい摂取エネルギー量を算出する。さらに毎日の活動量から消費エネルギー量も算出する。異化亢進状態であることも加味して過不足を評価する。

Rx）1 日 1 本の栄養補助食品を摂取し、食事以外で 200kcal/日を摂取する。

Ex）分割食や間食を提案し、頻回な栄養の充足を実施する。栄養補助食品や間食は、脂質やタンパク質が多く含まれる少量高エネルギーのものを提案する。

2 NI-5.3 タンパク質・エネルギー摂取量不足

もともと少食で食事摂取量自体も少ない傾向であったため、良質なタンパク質を中心とした必要エネルギー摂取でカヘキシアを改善する。

Mx）食事記録よりエネルギーおよびタンパク質の摂取量を確認し、充足率や PFC 比を算出して過不足を評価する。

Rx）現在、身長 151.7cm、体重 33.2kg、BMI 14.7kg/m²であるので、まずはBMI 18.5kg/m²を目指し目標体重を 42.6kg とする[1]。必要エネルギー量を 1,278kcal（30kcal/目標体重）と設定し 1,300kcal を摂取する。必要たんぱく質量は 63.9g（1.5g/目標体重）と設定し 64g を摂取する[2]。

Ex）アミノ酸スコアの高いタンパク質の1日および1回の摂取目標量を提示し、食事からしっかりタンパク質を摂取するようにうながし、散歩など運動の前後にBCAAの摂取を提案する[2]。

❸ NC-3.1 低体重

胃がんの既往があり虚弱体質であったので、食事の改善とともに適度な運動を取り入れて体力や筋力の向上を目指す。

Mx）毎日、朝と晩の2回体重を測定し、体重の変化を評価する。体重測定を習慣にすることで、わずかな体重の増減に自身でも気づけるようにする。

Rx）BMI 18.5kg/m² を目指し、1kg/月の体重増加を目標にする。

Ex）エネルギーを補給してから散歩や運動をするようにうながし、エネルギー消費による体重減少をきたさないようにする。

4 栄養モニタリングと評価

❶栄養介入の成果

・定期的な食事内容を確認したことで、エネルギーおよびタンパク質の摂取量の確認が可能となり、不足分の充足を迅速に提案できたことで、心臓悪液質からのカヘキシア、異化亢進から脱却することができた。

・介入期間1年間で体重は33.4kgから36.4kgとなった。BMI 18.5kg/m² は達成できなかったがBMI 14.5kg/m² から15.8kg/m²、SNAQ 10から16、MNA® 15.5から23、GNRI 75.3から86.0へと改善し、フレイルを予防できた。

・摂取エネルギー量は1,500 ～ 1,600kcal、摂取タンパク質量は76gと安定した食事摂取ができるようになった。また栄養補助食品を摂取せずに充足できるようになった。

・運動前後のエネルギー補給やBCAA摂取を継続したことで上腕周囲長17.9cmから20.2cm、下腿周囲長26.6cmから27.5cm、握力15.6kgfから18.0kgfと改善し、1日の歩数も369歩から4,533歩となり体力や筋力も向上した。

❷栄養介入の問題点

・独居であるため、今後も自己管理のもとで継続していかなければいけない。

5 栄養介入の問題点に対する改善策

・息子家族や娘家族が近隣に住んでいるため、交代で自宅での食事内容を確認してもらう。

参考文献
1) 厚生労働省「日本人の食事摂取基準 (2020 年版)」
2) サルコペニア診療ガイドライン作成委員会編：サルコペニア診療ガイドライン 2017. ライフサイエンス出版, 2017

6
心疾患

COLUMN

心不全の定義と心不全ステージ分類

　急性・慢性心不全ガイドラインによると、「心不全」とは「なんらかの心臓機能障害、すなわち心臓に器質的および／あるいは機能的異常が生じて心ポンプ・機能の代償機転が破綻した結果、呼吸困難・倦怠感や浮腫が出現し、それに伴い運動耐容能が低下する臨床症候群」と定義され、一般的にわかりやすく表現した定義では「心不全とは、心臓が悪いために、息切れやむくみが起こり、だんだん悪くなり、生命を縮める病気」とされている。

　心不全は臨床症候群であり、その心不全の程度や病状の進行具合、重症度や運動耐容能を示す分類など、その分類基準は多数存在する。そのため、何を評価するかによって適切な分類を選択することが重要である。現在、心不全の病期の進行についてはACCF/AHAの心不全ステージ分類が用いられることが多い。

　リスク因子を有するが器質的心疾患がなく、心不全症候のない患者を「ステージA　器質的心疾患のないリスクステージ」、器質的心疾患を有するが、心不全症候のない患者を「ステージB　器質的心疾患のあるリスクステージ」、器質的心疾患を有し、心不全症候を有する患者を既往も含め「ステージC　心不全ステージ」と定義する。さらに、おおむね年間2回以上の心不全入院を繰り返し、有効性が確立しているすべての薬物治療・非薬物治療について治療ないしは治療が考慮されたにもかかわらずニューヨーク心臓協会（New York Heart Association：NYHA）心機能分類Ⅲ度より改善しない患者は「ステージD　治療抵抗性心不全ステージ」と定義されている。

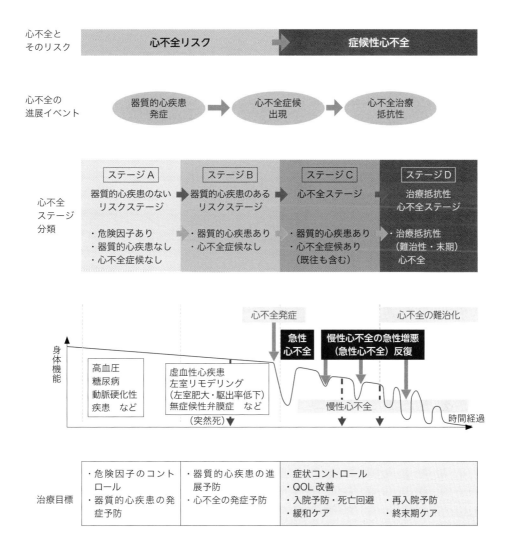

参考文献
日本循環器学会 / 日本心不全学会合同ガイドライン「急性・慢性心不全診療ガイドライン（2017 年改訂版）」

7. サルコペニア

サルコペニアと肥満のある ADL 全介助の女性

 栄養評価

対象者（患者）情報

年齢・性別	87 歳・女性
職業	無職
現病歴	• アテローム血栓性脳梗塞 • 右大腿骨骨幹部骨折術後
既往歴	• 高コレステロール血症 • 肥満（1 度） • 2 型糖尿病（50 歳時に指摘） • 脳梗塞（63 歳） • 心筋梗塞・ステント留置術後（73 歳） • 右変形性膝関節症（82 歳時に指摘） • 鉄欠乏性貧血 • 骨粗しょう症
内服薬	バイアスピリン®、クレストール®、ミカムロ®、パリエット®、メトグルコ®、アクトス®、セイブル®、ファスティック、メコバラミン、ムコスタ®、ロキソニン®
身体状況	身長 153cm、体重 66.3kg、BMI 28.3kg/m² 発症前の体重は 71kg であり、1 か月で 4.7kg 減少（減少率 7%） 下腿周囲長（左）：29.8cm
生活活動強度	全介助
日常生活動作	FIM（Functional Independence Measure）44 点（運動項目 26 点、認知項目 18 点）
生活背景	三女と 2 人暮らしで、調理担当は本人と三女
喫煙歴	なし
趣味	コーラス、洗濯、たまに調理
残歯	上下義歯
サプリメントの使用	特になし

発症時の採血結果	TP 6.9g/dL、Alb 3.5g/dL、BUN 16.9mg/dL、Cre 0.56mg/dL、eGFR 62mL/分/1.73m²、ChE 213IU/L、T-Cho 104mg/dL、TG 97mg/dL、GLU 158mg/dL、Na 141mmol/L、K 4.3mmol/L、Cl 106mmol/L、CRP 0.09mg/dL、WBC 3,790/UL、Hb 11.5g/dL、TLC 906/UL、血糖 198mg/dL、HbA1c（NGSP）8.8%

介入に至るまでの経過（栄養管理開始までの経過）

外出先で転倒し救急搬送。右大腿骨骨幹部骨折と診断され手術目的で入院。第 2 病日に活気なく、失語、構音障害、右不全麻痺を認め、頭部 MRI/MRA を施行したところ、左前大脳動脈閉塞、右前大脳動脈狭窄、両側中大脳動脈狭窄と右前頭葉内側・帯状回に急性期脳梗塞を認めた。アテローム血栓性脳梗塞の診断で保存的に加療された。貧血に対し赤血球濃厚液 4 単位を投与され、全身状態が落ち着いた第 8 病日に全身麻酔下で右大腿骨骨接合術を施行された。糖尿病について、入院前は内服（セイブル®：α-GI、ファステック：グリニド薬、アクトス®：チアゾリジン誘導体、メトグルコ®：ビグアナイド剤）で加療され、入院時の HbA1c は 8.8％であった。内服薬はすべて中止されトレシーバ®（持効型インスリン）14 単位（昼）、トルリシティ®（GLP-1 受容体作動薬）を週 1 回投与で管理されていた。第 28 病日に当院回復期リハ病棟に転院。当院入院時の HbA1c は 5.6％、早朝血糖値は 80 ～ 90mg/dL であった。

食生活状況

本人または三女が食事を担当している。アイスクリームやメロンパンなどの菓子パン、総菜パンを間食で摂取していた。50 歳時に糖尿病と診断されてから、糖尿病の食品交換表を用いて単位を計算し、調味料を計るなどの食事療法を実践していた。しかし、年齢を重ねるにつれて好きなものを自由に食べたいという思いが強くなり、食事療法をやめ、間食も制限しなくなっていた。また、娘と車で買い物に出掛けていたが、4 年前よりうつ傾向となり自宅に閉じこもり気味になっていたことや，右変形性膝関節症による膝の痛みがあったことにより運動不足であった。

前医での栄養管理

摂取エネルギー：約 700kcal と推定
経口摂取：減塩食約 1,400kcal（5 割摂取）

栄養アセスメント

【The Global Leadership Initiative on Malnutrition（GLIM）基準】
• 表現型（体重減少・低筋量）/原因（食事摂取量不足）に該当
 －低栄養に該当するが、同時に肥満を認める。右膝の疼痛軽減、日常生活動作（Activitiesof Daily Living：ADL）向上のためにさらなる減量を目指す必要がある。
【サルコペニアの診断基準（AWGS2019)】
右大腿骨骨幹部骨折に対して髄内釘が挿入されていることや、術後の腫脹、浮腫を認めるため、生体電気インピーダンス法（bioimpedance analysis：BIA）による体組成評価は不正確であった。そのため、下腿周囲長を骨格筋量の代理指標としてサルコペニアを判定した。
• 握力：5.6kg（右）/15.6kg（左）、下腿周囲長：29.8cm（カットオフ値＜ 33cm）
• 歩行速度：歩行不可能
 －サルコペニアあり
【必要栄養量】
• 基礎代謝量 1,056kcal ×活動係数 1.3 ×侵襲係数 1.0 ＝ 1,373kcal
• 1,373kcal ＋エネルギー削減量 300kcal ＝必要栄養量 1,073kcal
【必要タンパク質量】
• 61.8 ～ 67kg、理想体重当たり 1.2 ～ 1.3g/kg
【必要水分量】
• 66.3kg × 25mL ＋ 250mL ＝ 1,908mL

食事調査結果

摂取エネルギー量：約 1,600 ～ 1,700kcal/日

[朝食] 食パン（6 枚切り）1 枚、ミルクティー（紅茶＋牛乳 150mL）200mL、主菜と副菜なし

[昼食] ご飯 100g 程度または食パン（6 枚切り）1 枚または麺類半人前程度、卵料理、前日の煮物など残り物、豆腐などの残り物、サラダ（ブッロコリー 3 房、レタス 2 枚程度、キュウリなど、ノンオイルドレッシング 15g）

[夕食] ご飯 100g 程度、魚料理または肉料理 2/3 人前、サラダ（キャベツ 100g、トマト 1/8 個、ノンオイルドレッシング 15g）または煮物

[間食] プリン 250kcal × 1 個またはシュークリーム 300kcal 程度× 1 個をどちらか毎日、菓子パン 300 ～ 400kcal 程度、おかき 60kcal × 3、4 枚、アイス 80kcal × 2 個程度（夏場）

---

② 栄養診断

❶ NB-2.3 セルフケアの管理能力や熱意の不足

　体重測定を行っていないことや、食事療法を中断してしまったことから（S）、好きなものを食べたいという、食事制限と間食制限ができなくなったことによるエネルギー摂取過剰と不活動が原因となった（E）、セルフケアの管理不能や熱意の不足状態（P）と栄養診断できる。

❷ NB-2.1 身体活動不足

　骨格筋量と筋力が低値であること、現在の ADL が全介助であること、外出で車を使用することが多かったとの情報から（S）、発症前に運動を好んでいなかったこと、および脳梗塞と大腿骨骨幹部骨折による ADL 低下に起因する（E）、身体不活動（P）と栄養診断できる。

③ 栄養介入

短期目標

・減塩食に慣れ、食事を全量摂取することができる。

・筋肉量を増加させながら 2 か月で 3kg の減量を目指す。

長期目標

・バランスの良い食習慣と適正な間食量を身に付け、運動習慣を継続できる。

・筋量が増加して脂肪量が減少し、BMI 25kg/m²、目標体重 58.5kg、下腿周囲長 33cm 以上になる。

❶ NB-2.3 セルフケアの管理能力や熱意の不足

　Mx）体重、本人のセルフケア能力、減量意欲に対する発言。

Rx）体重グラフの作成、記載。

Ex）体重測定を行いグラフ化し、視覚的に確認することで減量に対する意識を高められるように指導する。

NB-2.1 身体活動不足

Mx）体重、下腿周囲長、体脂肪率の評価、血糖値、HbA1c の評価、喫食率。

Rx）エネルギー 1,200kcal 程度（22kcal/理想体重）、タンパク質 57g 程度（1.2g/理想体重）の食事療法を実施する。

Ex）糖尿病と減量のための食事療法と、間食は低エネルギーなものを摂取するように栄養指導を実施する。定期的な運動療法を継続することの必要性について伝達する。

④ 栄養モニタリングと評価

■ 栄養介入の成果

・退院前に長期目標を達成した。

　－体重は入院時と比較して 8kg 減少し 58.3kg（BMI 24.9kg/m²）となった。体脂肪率は 49.2％から 38.7％へ減少し、下腿周囲長は 29.8cm から 31.9cm へ増加した。

・診断基準上ではサルコペニアの改善には至らなかったが、筋肉量、筋力、身体機能はいずれも向上し、見守りで歩行器歩行が可能となった。

　－下腿周囲長（左）31.8cm（カットオフ値＜ 33cm）、握力 11.8kg（右）・16.6kg（左）（カットオフ値＜ 18kg）、歩行速度 0.3m/秒（カットオフ値＜ 1.0m/秒）。

・糖尿病については、血糖コントロールのインスリン療法が中止され、DPP-4 阻害薬のみとなり血糖値は 120 〜 250mg/dL 台、HbA1c は 8.8 から 6.4％となった。

■ 栄養介入の問題点

　入院中の治療、リハビリテーション、栄養管理によりサルコペニア肥満や糖尿病は改善したが、退院後、自宅でも適切な範囲内での間食摂取などの食事療法を継続するためには、栄養指導や退院後の栄養支援の具体的な方法を考える必要がある。

⑤ 栄養介入の問題点に対する改善策

　主介護者の三女に対して、低エネルギーの調味料と低エネルギーの嗜好食品（アイス、ゼリーなど）の活用を提案した。また、退院後に自宅での食事療法がどの程度遵守できている

かや、摂取エネルギー量を評価するために、三女が訪問栄養指導の利用を希望したため、当法人の居宅療養管理指導事業所を利用することになり、訪問担当管理栄養士に入院中の栄養管理の経過についての情報を引き継いだ。また、自宅での歩行状態の確認や入浴とトイレ環境設定のため訪問リハビリテーションを活用し、外出の機会と活動性維持のために通所リハビリテーションを利用することとなった。

7. サルコペニア

経口摂取量が不足しており
栄養失調の状態にある男性

 1 栄養評価

対象者（患者）情報

年齢・性別	85 歳・男性
職業	無職
現病歴	・脳出血（下垂体内出血）
既往歴	・下垂体機能低下（副腎皮質機能低下、甲状腺機能低下）（2014 年 8 月）
内服薬	カルボシステイン、アンブロキソール、チラーヂン®、コートリル®、ランソプラゾール
身体状況	身長 164cm、体重 43.6kg、BMI 16.2kg/m² 通常時の体重は 58 〜 63kg（徐々に減少していた） 下腿周囲長（左）：24.4cm
生活活動強度	軽度
日常生活動作	FIM（Functional Independence Measure）43 点（運動項目 22 点、認知項目 21 点）
生活背景	妻と 2 人暮らしで、調理担当は妻
喫煙歴	なし
趣味	テレビ鑑賞
残歯	口腔衛生不十分
サプリメントの使用	特になし
初回入院時の採血結果	TP 6.6g/dL、Alb 2.7g/dL、BUN 22.1mg/dL、Cre 0.61mg/dL、ChE 201IU/L、T-Cho 173mg/dL、TG 105mg/dL、GLU 98mg/dL、Na 135mmol/L、K 4.1mmol/L、Cl 96mmol/L、CRP 1.06mg/dL、WBC 6,900/μL、Hb 12.1g/dL、TLC 1,083/μL、ACTH 1.5pg/mL 未満、コルチゾール 18.4μg/dL、THS 0.05μU/mL

介入に至るまでの経過（栄養管理開始までの経過）

2019 年 12 月 31 日に意識障害をきたし（血糖 ≦ 10mg/dL）救急搬送された。感冒と尿路感染症が引き金となった汎下垂体機能不全による低血糖昏睡と考えられ、補液と抗生剤、ホルモン補充の治療が行われた。後日、MRI で下垂体卒中が判明し、保存的加療を行いながら、リハビリテーション（以下、リハ）が実施された。入院時より意識障害が残存していたこともあり、嚥下評価でも飲水困難な状態であった。第 8 病日目に嚥下内視鏡検査（VE）で著明な嚥下機能低下を認め、経管栄養管理となる。第 22 病日目に再度 VE を行い、ゼリーから経口摂取訓練が開始された。当院転院前は経管栄養を併用しながら昼のみ経口摂取（学会分類コード 4 相当）が可能な状態となった。第 42 病日、リハ継続目的に回復期リハ病棟に転院となった。転院当初、摂食嚥下機能は改善していたが（嚥下グレード 8：特別嚥下しにくい食品を除き 3 食経口摂取可能）、耐久性が著明に低下しており、まずは嚥下調整食（学会分類コード 3 相当）を提供して摂取状況を評価することになった。

食生活状況

妻の作る食事を 1 日 3 食摂取。白米を好まず、麦飯、うどん、そば、ラーメン、魚料理を食べていた。甘いものは好まない。飲酒は時々で日本酒を 1、2 合摂取していた。

前医での投与栄養内容

経管栄養投与内容：水 100mL × 3 回/日、アイソカルサポート® 400mL × 3 回/日
摂取エネルギー量：1,800kcal、タンパク質 68.4g、水分 1,218mL（経口摂取を除く）
経口摂取：昼のみ嚥下調整食（形態の詳細は不明）

栄養アセスメント

【The Global Leadership Initiative on Malnutrition（GLIM）基準】
- 表現型（低筋量、低 BMI）/病因（食事摂取量低下）に該当
　－低栄養あり（重度）

【サルコペニアの診断基準（AWGS 2019）】
- 握力：15.5kg（右）/14.4kg（左）、四肢骨格筋量指数（skeletal muscle mass index：SMI）：4.4kg/m^2
- 歩行速度：未測定
　－サルコペニアあり

【必要栄養量】
- 基礎代謝量 1,128kcal ×活動係数 1.4 ×侵襲係数 1.0 = 1,579kcal
- 1,579kcal ＋エネルギー蓄積量 400kcal ＝必要栄養量 1,979kcal

【必要タンパク質量】
- 56kg（非タンパクカロリー窒素比＝ 150、1.3g/kg）

【必要水分量】
- 43.6kg × 25mL + 500mL = 1,600mL

 2　栄養診断

1 NI-5.2 栄養失調

　表現型（低筋量〔下腿周囲長 24.4cm〕、低 BMI〔BMI 16.2kg/m^2〕）、病因（食事摂取量低下）がともに認められ GLIM 基準に該当することから（S）、在宅・前医での摂取栄養量不足に伴う（E）、栄養失調の状態（P）と栄養診断できる。

2 NI-2.1 経口摂取量不足

明らかな嚥下障害は認めないが、食思不振のため前医で経管栄養を併用していたことから（S）、サルコペニアと低栄養による耐久性低下と汎下垂体機能低下症が原因となった（E）、経口摂取量不足の状態（P）と栄養診断できる。

⓷ 栄養介入

短期目標

・経管栄養から離脱し、安全な形態で経口から十分量の栄養量を摂取できる。

・1.5kg/月のペースで骨格筋量優位の体重増加を目指す。

長期目標

・安全な形態で経口から十分量の栄養を摂取して、退院後の食事に関する不安が解消される。

・目標体重（46kg）に到達し、骨格筋量と握力が増加する。

1 NI-5.2 栄養失調

Mx）食事摂取量、体重、SMI、血液検査。

Rx）嚥下食レベル3（学会分類コード3）、ゼリー粥200gを提供し、摂取量に応じて経管栄養の併用回数と頻度を検討する。

Ex）栄養状態改善の必要性を本人が理解する。

2 NC-1.1 嚥下障害

Mx）嚥下機能、体重、SMI、食事摂取量。

Rx）嚥下機能に応じて、1,200kcal程度から開始し、消化器症状をみながらエネルギー2,000kcal、タンパク質56g（1.3g/kg）を充足できる栄養プランを立案する。

Ex）嚥下機能に応じた食形態の必要性を理解する。

⓸ 栄養モニタリングと評価

1 栄養介入の成果

入院日の昼食より、3食経口摂取（学会分類コード3相当）を開始した。しかし、食事摂取量が不安定で主食2割、副食3割程度の摂取であったため、食欲不振に対して、主治医より汎下垂体機能低下症の影響を考えてコートリル®が追加された。同日の夕食から、昼のみ

経口摂取、朝と夕は経管栄養管理とした。

❷栄養介入の問題点

・汎下垂体機能低下症の増悪により、食欲低下を認め経口摂取と経管栄養を併用すること
になった。サルコペニアを改善させつつ経管栄養の離脱を目指し、経口からの摂取栄養
量が増加するための取り組みを多職種で実施する必要がある。

●5）栄養介入の問題点に対する改善策

入院日の夕食より、朝夕経管栄養を併用した次のプランに変更した。
・PO（昼のみ）：嚥下食レベル 3（学会分類コード 3）、ゼリー粥 200g
・EN：水（300mL-0mL-300mL）、アイソカル 2K®（300mL-0mL-300mL）（間歇的経口食
道経管栄養法）
・PPN：ソリタ® T-3（200mL）＋プリンペラン®＋ネオラミン®スリービー
　Total：1,235kcal、タンパク質 36g、水分 1,220mL（経口摂取を除く）

経管栄養離脱に向けて医師、看護師、介護福祉士、理学療法士、作業療法士、言語聴覚士、
歯科衛生士で本人の嗜好や嚥下機能を考慮した栄養補助食品（ハイカロドリンク）の併用や、
運動負荷量の調整を行うことで疲労感を軽減することを検討した。また、経口からの摂取栄
養量増加を目指すこととした。

入院 10 日目に栄養補助食品を併用しながら 3 食経口摂取（嚥下食レベル 4：学会分類コー
ド 4 相当）に移行した。入院 45 日目に 1,800kcal/日に到達し、体重は増加傾向であったが、
活動量の増加もあり体重維持してきたことから、入院 57 日目に 2,000kcal/日へ増量。その
後は体重増加を認め、目標体重を達成した。

3 か月後

・食事形態は常食となり、体重も増加して目標（46kg）を達成した。SMI は 4.4kg/m² から
4.9kg/m² に、握力は 15.5kg（右）/14.4（左）から 20.7kg（右）/20kg（左）に、歩行速
度は未測定から 0.9m/秒となり、サルコペニアから離脱していないもののいずれの指標
も改善した。

7. サルコペニア

くも膜下出血の長期間集中治療で体重減少や低筋量となった男性

 1 栄養評価

対象者（患者）情報

年齢・性別	76 歳・男性
職業	無職
現病歴	・くも膜下出血
既往歴	・濾胞性リンパ腫（完全寛解） ・高血圧症
内服薬	アムロジピン、バイアスピリン®、大建中湯、六君子湯、ミヤ BM®、ムコダイン®
身体状況	身長 174.0cm、体重 51.1kg、BMI 16.9kg/m² 通常時（発症前）の体重は 58kg。発症後 1.5 か月で 7kg の体重減少（減少率 12%） 下腿周囲長（左）：26.6cm
生活活動強度	軽度
日常生活動作	FIM（Functional Independence Measure）47 点（運動項目 30 点、認知項目 17 点）
生活背景	妻と 2 人暮らしで、調理担当は妻
喫煙歴	なし
趣味	読書、野球観戦、相撲観戦、車の運転
残歯	すべて自分の歯で左奥歯欠損歯 1 本あり。口腔衛生不十分
サプリメントの使用	特になし
入院時の採血結果	P 6.6g/dL、Alb 3.5g/dL、BUN 9.2mg/dL、Cre 0.53g/dL、eGFR 112.1mL/分/1.73m²、T-Cho 173mg/dL、TG 71mg/dL、GLU 120mg/dL、Na 142mmol/L、K 4.1mmol/L、Cl 99mmol/L、CRP 4.6mg/dL、WBC 5,800/μL、Hb 12.9g/dL、TLC 1,038/μL

介入に至るまでの経過（栄養管理開始までの経過）

1 年前に濾胞性リンパ腫にて他院血液内科で化学療法を受け、今年に完全寛解となった。病前は生活全般で自立しており、妻と娘、孫 2 人との 5 人暮らしであった。今年の 11 月 1 日の夜間に頭痛と嘔吐があり救急搬送された。右内頚動脈血豆状動脈瘤破裂によるくも膜下出血と診断され、翌日に高血流バイパスおよび動脈瘤トラッピング術が施行された。術後急性呼吸不全を併発し、約 3 週間の人工呼吸器管理が行われた。その後徐々に反応性が改善し、JCS（Japan Coma Scale）2、経管栄養、歩行器歩行訓練開始レベルとなった。長期間の集中治療により廃用症候群をきたしており、日常生活動作（Activitiesof Daily Living：ADL）の改善と経口摂取の再獲得のための集中的リハビリテーション（以下、リハ）を目的に、同年 12 月 19 日に当院へ入院となった。

食生活状況

3 食とも妻の作る食事を摂取していた。好き嫌いなく、特に妻の作ったちゃんぽんと煮物が好物であった。アルコールは機会飲酒程度であった。

前医での栄養投与内容

経管栄養投与内容：水 300mL × 3 回/日、アイソカルサポート® 1.0 バッグ 400mL × 3 回/日
摂取エネルギー：1,200kcal、タンパク質 54g、水分 1,910mL
経口摂取：言語聴覚士による間接訓練のみ実施されていた

栄養アセスメント

【The Global Leadership Initiative on Malnutrition（GLIM）基準】
- 表現型（体重減少、低 BMI、低筋量）/病因（食事摂取量不足、炎症）に該当
  - 低栄養あり（重度）

【サルコペニアの診断基準（AWGS2019）】
- 握力 12.9kg（右）/4.1kg（左）、四肢骨格筋量指数（skeletal muscle mass index：SMI）：5.8kg/m^2
- 歩行速度：0.3m/秒
  - サルコペニアあり

【サルコペニア嚥下障害の診断】
- 年齢 ≧ 65 歳以上，従名可能
- 握力 12.9kg、歩行速度 0.3m/秒
- SMI 5.8kg/m^2
- 藤島の嚥下グレード 2（基礎的嚥下訓練のみの適応あり）
- 明らかな嚥下障害の原因疾患なし
- 舌圧 18.1kPa
  - サルコペニア摂食嚥下障害の可能性が高い

【必要栄養量】
- 基礎代謝量 1,340kcal ×活動係数 1.5 ×侵襲係数 1.0 = 2,010kcal
- 2,010kcal ＋エネルギー蓄積量 300kcal ＝必要栄養量 2,310kcal

【必要タンパク質量】
- 72.0kg（非タンパクカロリー窒素比 ＝150、1.4g/kg）

【必要水分量】
- 51.1kg × 25mL ＋ 500mL ＝ 1,780mL

2 栄養診断

① NI-5.2 栄養失調

現症（体重減少・低 BMI・低筋量）、病因（食事摂取量不足・炎症）がともに認められ、GLIM 基準に該当することから（S）、摂取栄養量不足による飢餓、疾患の侵襲が要因となった（E）、栄養失調の状態（P）と栄養診断できる。

② NC-3.2 意図しない体重減少

発症後 1.5 か月で 7kg の体重減少（減少率 12%）、低筋量（下腿周囲長 26.6cm）を認めることから（S）、摂取栄養量不足、疾患の侵襲とベッド上臥床が長かったことによる（E）、意図しない体重減少（P）と栄養診断する。

③ NC-1.1 嚥下障害

藤島の嚥下グレード 2 の評価結果とサルコペニア嚥下障害※の診断基準に該当することにより（S）、筋量（嚥下関連筋）低下が要因となった（E）、嚥下障害（P）と栄養診断する。

※サルコペニアの嚥下障害は全身と嚥下筋のサルコペニアによって生じる嚥下障害と定義される。治療は、嚥下筋の抵抗運動訓練といった嚥下リハと栄養介入の両方が必要であるとされている。

 ## 3 栄養介入

短期目標
・消化器合併症がなく安全に経管栄養が実施できる。
・1kg/月のペースで体重増加（可能な限り骨格筋量の増加）を目指す。

長期目標
・目標体重 58kg（骨格筋量の増加）を達成し、栄養状態が改善する。
・必要栄養と水分量を経口から確保することができる。
・家族が安全な食形態で食事の準備ができる。

① NI-5.2 栄養失調、② NC-3.2 意図しない体重減少

Mx）体重、体組成、身体計測値、血液検査データ。
Rx）エネルギー 1,800kcal、タンパク質 60g より開始。
Ex）低栄養のリスクについてと栄養状態改善の必要性を理解してもらい、必要な栄養量確保のための知識や態度が身に付くよう指導する。

🅰 NC-1.1 嚥下障害

Mx）嚥下機能、筋量、筋力、身体機能。

Rx）間歇的口腔食道経管栄養法による経腸栄養。

　　栄養プラン：水 300mL × 3 回/日、アイソカルサポート®400mL × 3 回/日（朝・昼・夕）、エネルギー 1,800kcal、タンパク質 60g、水分 1,812mL。

Ex）適切な食事形態で食事の準備ができるように食材の選び方や調理方法について指導する。

4　栄養モニタリングと評価

🅰 栄養介入の成果（3 か月後）

・体重が増加した（体重 51.1kg → 52.4kg → 53.4kg）。

・筋量が一時増加したが、その後減少した（SMI5.8kg/m² → 6.3kg/m² → 6.1kg/m²）

・言語聴覚士による嚥下おでこ体操と舌の抵抗運動を継続することで、VF 検査で複数回嚥下後に食道入口部の開大を認め、少量のトロミ水であれば通過が可能となった。

🅱 栄養介入の問題点

・体重が増加し、嚥下機能が改善傾向にあるものの、軟口蓋の挙上不十分で舌骨と喉頭の可動性低下により、経口摂取は訓練レベルにとどまり、3 回の経管栄養が必要な状態である。また、骨格筋量の増加は停滞している。

5　栄養介入の改善

　医師、看護師、理学療法士、作業療法士、言語聴覚士、歯科衛生士、社会福祉士、歯科衛生士、管理栄養士による月 1 回のカンファレンスや中間評価、臨時カンファレンスなどの多職種協議の場を頻回に開催した。また日常的に病棟で密な情報交換と情報共有を行い、次のように対応した。

・筋量増加を図るため、分岐鎖アミノ酸配合栄養剤を開始。

・リハの負荷量を増やすこととレジスタンス運動を主体とした練習の開始。

・嚥下おでこ体操とバルーンカテーテルによる食道入口部拡張法の開始。

・運動負荷量の増加に伴うエネルギー消費量の増加を鑑み、エネルギー 2,300kcal、タンパク質 70g に増加。

5か月後

・体重は増加し、目標体重 58kg を達成した。

・骨格筋量は増加した（SMI 5.8kg/m^2 → 6.3kg/m^2 → 6.1kg/m^2 → 6.5kg/m^2 → 6.5kg/m^2）。

・食道入口部の開大と喉頭挙上範囲の拡大、舌圧の上昇（18.1kPa → 25.8kPa）により、学会分類コード 4 相当の嚥下調整食を 1 食経口摂取できるようになった。

・嚥下調整食の調理方法について妻へ栄養指導を行ったのち、実際に妻が作ったカボチャの煮物や軟らかいちゃんぽんなどを持参してもらい、食品の物性や、本人が安全に摂取可能かについて評価した。

・退院後も継続して安全な物性の食事作りができているかの確認や、退院後の嚥下機能の改善に伴い経管栄養から経口摂取へ移行していく際の栄養サポート、栄養評価を継続する目的で、当法人の居宅療養管理指導事業所（訪問栄養指導事業所）を利用し、管理栄養士による在宅訪問栄養指導を実施する方針となった。

COLUMN

アジア人のためのサルコペニアの診断基準（AWGS2019）

　2019年、新しいサルコペニアの診断基準がヨーロッパとアジアのワーキンググループから相次いで公表された[1,2]。特にアジア各国の専門家によるワーキンググループ（Asian Working Group for Sarcopenia〔AWGS〕2019）[2] が作成した診断基準は、一般診療所などサルコペニアの評価のために高価な機器が使えないような状況と、病院のように専門的評価が実施可能な状況とで診断フローを区別しており、わが国の臨床現場でも使いやすいものとなっている。

　ここではそれぞれの診断のステップについて解説する。

1 一般診療所や地域での評価（図1）

　まず、下腿周囲長やSARC-FやSARC-CalF（いずれもサルコペニアのスクリーニング法）などを用いてサルコペニアの疑いがある症例を抽出する。次に握力測定または5回椅子立ち上がりテストを行い、基準値を下回る場合は「サルコペニアの可能性あり」と判断して介入を開始する。同時に正確な評価を行うために医療施設等への紹介を検討する。

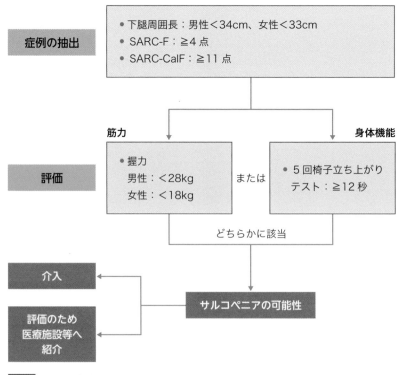

図1 一般診療所や地域での評価

② 医療施設や研究目的での評価（図2）

　種々の臨床症状や既往歴などから症例の抽出を行う。左記と同様に下腿周囲長や SARC-F、SARC-CalF などを用いて判断してもよい。次に筋力、身体機能、骨格筋量を測定する。骨格筋量に加えて、筋力または身体機能に低値があればサルコペニアと判断する。3 指標すべてが低値であれば重度サルコペニアと判定できる。

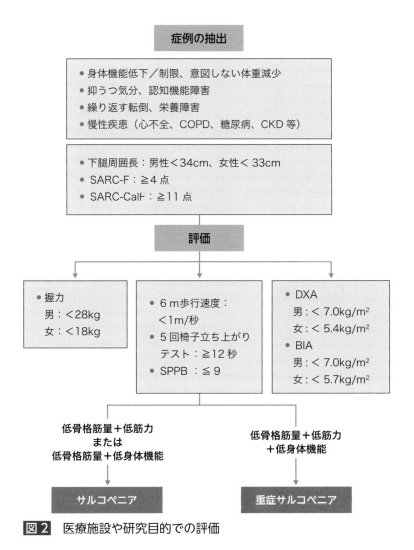

図2　医療施設や研究目的での評価

参考文献
1）Chen L-K, Woo J, Assantachai P, et al：Asian Working Group for Sarcopenia：2019 Consensus Update on Sarcopenia Diagnosis and Treatment. J Am Med Dir Assoc. 2020；21（3）：300-307. e2
2）日本サルコペニア・フレイル学会：サルコペニア診断基準の改定（AWGS2019 発表）http://jssf.umin.jp/pdf/revision_20191111.pdf（2020 年 9 月 3 日閲覧）

COLUMN

嚥下おでこ体操

　嚥下おでこ体操は、自分で簡単に実施できる、嚥下筋の強化に有効な方法とされている。即時効果があるため、食事の前に実施してもよい。

　額に手を当てて抵抗を加え、おへそをのぞきこむように強く下を向く体操で、「持続訓練」と「反復訓練」の２つの方法がある。

・持続訓練

　ゆっくり５つ数えながら持続して行う。

・反復訓練

　１から５まで数を唱えながら、それに合わせて下を向くように力を入れる。

※注意点：症例によっては負荷が大きい場合もあるので、適宜、強度や頻度を調節する必要がある。
　　　　　頚椎症や高血圧患者には、特に注意が必要。

◆嚥下おでこ体操のやり方

①額に手を当てて、手と額を押し合う　　②そのまま、おへそをのぞきこむように
　　　　　　　　　　　　　　　　　　　　　　下を向く

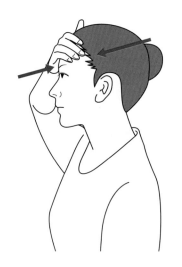 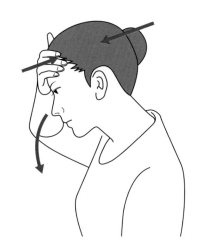

「持続訓練」の場合は、②の体勢を５秒間キープ
「反復訓練」の場合は、①の体勢から、５秒数えながら②の体勢へ

参考文献
日本摂食嚥下リハビリテーション医療検討委員会：訓練法のまとめ（2014 版）

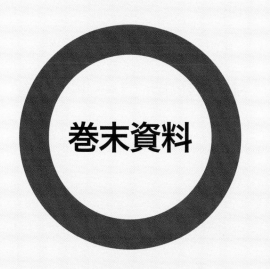

巻末資料

栄養診断コード一覧

栄養診断コード一覧

NI 摂取量 (Nutrition Intake)
「経口摂取や栄養補給法を通して摂取する、エネルギー・栄養素・液体・生物活性物質に関わることがら」と定義される。

NI-1 エネルギー出納
「実測または推定エネルギー出納」の変動と定義される。

NI-1.1	エネルギー消費の亢進 (Increased energy expenditure)
NI-1.2	エネルギー摂取量不足 (Inadequate energy intake)
NI-1.3	エネルギー摂取量過剰 (Excessive energy intake)
NI-1.4	エネルギー摂取量不足の発現予測 (Predicted suboptimal energy intake)
NI-1.5	エネルギー摂取量過剰の発現予測 (Predicted excessive energy intake)

NI-2 経口静脈栄養補給
「患者・クライエントの摂取目標量と比較した実測または推定経口・非経口栄養素補給量」と定義される。

NI-2.1	経口摂取量不足 (Inadequate oral intake)
NI-2.2	経口摂取量過剰 (Excessive oral intake)
NI-2.3	経腸栄養投与量不足 (Inadequate enteral nutrition infusion)
NI-2.4	経腸栄養投与量過剰 (Excessive enteral nutrition infusion)
NI-2.5	最適でない経腸栄養法 (Less than optimal enteral nutrition)
NI-2.6	静脈栄養量不足 (Inadequate parenteral nutrition infusion)
NI-2.7	静脈栄養量過剰 (Excessive parenteral nutrition infusion)
NI-2.8	最適でない静脈栄養 (Less than optimal parenteral nutrition)
NI-2.9	限られた食物摂取 (Limited food acceptance)

NI-3 水分摂取
「患者・クライエントの摂取目標量と比較した、実測または推定水分摂取量」と定義される。

NI-3.1	水分摂取量不足 (Inadequate fluid intake)
NI-3.2	水分摂取量過剰 (Excessive fluid intake)

NI-4 生物活性物質
「単一または複数の機能的食物成分、含有物、栄養補助食品、アルコールを含む生物活性物質の実測または推定摂取量」と定義される。

NI-4.1	生物活性物質摂取量不足 (Inadequate bioactive substance intake)
NI-4.2	生物活性物質摂取量過剰 (Excessive bioactive substance intake)
NI-4.3	アルコール摂取量過剰 (Excessive alcohol intake)

NI-5 栄養素

「適切量と比較した、ある栄養素群または単一栄養素の実測あるいは推定摂取量」と定義される。

NI-5.1 栄養素必要量の増大（Increased nutrient needs）

NI-5.2 栄養失調（Malnutrition）

NI-5.3 タンパク質・エネルギー摂取量不足（Inadequate protein-energy intake）

NI-5.4 栄養素必要量の減少（Decreased nutrient needs）

NI-5.5 栄養素摂取のインバランス（Imbalance of nutrients）

NI-5.6 脂質とコレステロール

NI-5.6.1 脂質摂取量不足（Inadequate fat intake）

NI-5.6.2 脂質摂取量過剰（Excessive fat intake）

NI-5.6.3 脂質の不適切な摂取（Inappropriate intake of fats）

NI-5.7 タンパク質

NI-5.7.1 タンパク質摂取量不足（Inadequate protein intake）

NI-5.7.2 タンパク質摂取量過剰（Excessive protein intake）

NI-5.7.3 タンパク質やアミノ酸の不適切な摂取
（Inappropriate intake of protein or amino acids）

NI-5.8 炭水化物と食物繊維

NI-5.8.1 炭水化物摂取量不足（Inadequate carbohydrate intake）

NI-5.8.2 炭水化物摂取量過剰（Excessive carbohydrate intake）

NI-5.8.3 炭水化物の不適切な摂取（Inappropriate intake of types of carbohydrate）

NI-5.8.4 不規則な炭水化物摂取（Inconsistent carbohydrate intake）

NI-5.8.5 食物繊維摂取量不足（Inadequate fiber intake）

NI-5.8.6 食物繊維摂取量過剰（Excessive fiber intake）

NI-5.9 ビタミン

NI-5.9.1 ビタミン摂取量不足（Inadequate vitamin intake）

NI-5.9.1 （1） ビタミン A 摂取量不足

NI-5.9.1 （2） ビタミン C 摂取量不足

NI-5.9.1 （3） ビタミン D 摂取量不足

NI-5.9.1 （4） ビタミン E 摂取量不足

NI-5.9.1 （5） ビタミン K 摂取量不足

NI-5.9.1 （6） チアミン（ビタミン B_1）摂取量不足

NI-5.9.1 （7） リボフラビン（ビタミン B_2）摂取量不足

NI 5.9.1 （8） ナイアシン摂取量不足

NI-5.9.1 （9） 葉酸摂取量不足

NI-5.9.1 （10） ビタミン B_6 摂取量不足

NI-5.9.1 （11） ビタミン B_{12} 摂取量不足

NI-5.9.1 （12） パントテン酸摂取量不足

NI-5.9.1 （13） ビオチン摂取量不足

NI-5.9.1 （14） その他のビタミン摂取量不足

NI-5.9.2 ビタミン摂取量過剰（Excessive vitamin intake）

NI-5.9.2 （1） ビタミン A 摂取量過剰

NI-5.9.2 （2） ビタミン C 摂取量過剰

NI-5.9.2 （3） ビタミン D 摂取量過剰

NI-5.9.2 (4) ビタミン E 摂取量過剰
NI-5.9.2 (5) ビタミン K 摂取量過剰
NI-5.9.2 (6) チアミン（ビタミン B_1）摂取量過剰
NI-5.9.2 (7) リボフラビン（ビタミン B_2）摂取量過剰
NI-5.9.2 (8) ナイアシン摂取量過剰
NI-5.9.2 (9) 葉酸摂取量過剰
NI-5.9.2 (10) ビタミン B_6 摂取量過剰
NI-5.9.2 (11) ビタミン B_{12} 摂取量過剰
NI-5.9.2 (12) パントテン酸摂取量過剰
NI-5.9.2 (13) ビオチン摂取量過剰
NI-5.9.2 (14) その他のビタミン摂取量過剰
NI-5.10 ミネラル
NI-5.10.1 ミネラル摂取量不足（Inadequate mineral intake）
NI-5.10.1 (1) カルシウム摂取量不足
NI-5.10.1 (2) クロール摂取量不足
NI-5.10.1 (3) 鉄摂取量不足
NI-5.10.1 (4) マグネシウム摂取量不足
NI-5.10.1 (5) カリウム摂取量不足
NI-5.10.1 (6) リン摂取量不足
NI-5.10.1 (7) ナトリウム（食塩）摂取量不足
NI-5.10.1 (8) 亜鉛摂取量不足
NI-5.10.1 (9) 硫酸塩摂取量不足
NI-5.10.1 (10) フッ化物摂取量不足
NI-5.10.1 (11) 銅摂取量不足
NI-5.10.1 (12) ヨウ素摂取量不足
NI-5.10.1 (13) セレン摂取量不足
NI-5.10.1 (14) マンガン摂取量不足
NI-5.10.1 (15) クロム摂取量不足
NI-5.10.1 (16) モリブデン摂取量不足
NI-5.10.1 (17) ホウ素摂取量不足
NI-5.10.1 (18) コバルト摂取量不足
NI-5.10.1 (19) その他のミネラル摂取量不足
NI-5.10.2 ミネラル摂取量過剰（Excessive mineral intake）
NI-5.10.2 (1) カルシウム摂取量過剰
NI-5.10.2 (2) クロール摂取量過剰
NI-5.10.2 (3) 鉄摂取量過剰
NI-5.10.2 (4) マグネシウム摂取量過剰
NI-5.10.2 (5) カリウム摂取量過剰
NI-5.10.2 (6) リン摂取量過剰
NI-5.10.2 (7) ナトリウム（食塩）摂取量過剰
NI-5.10.2 (8) 亜鉛摂取量過剰
NI-5.10.2 (9) 硫酸塩摂取量過剰
NI-5.10.2 (10) フッ化物摂取量過剰
NI-5.10.2 (11) 銅摂取量過剰

NI-5.10.2 （12） ヨウ素摂取量過剰
NI-5.10.2 （13） セレン摂取量過剰
NI-5.10.2 （14） マンガン摂取量過剰
NI-5.10.2 （15） クロム摂取量過剰
NI-5.10.2 （16） モリブデン摂取量過剰
NI-5.10.2 （17） ホウ素摂取量過剰
NI-5.10.2 （18） コバルト摂取量過剰
NI-5.10.2 （19） その他のミネラル摂取量過剰
NI-5.11 　すべての栄養素
NI-5.11.1 最適量に満たない栄養素摂取量の予測 (Predicted suboptimal nutrient intake)
NI-5.11.2 栄養素摂取量過剰の予測 (Predicted excessive nutrient intake)

NC 臨床栄養 (Nutrition Clinical)
「医学的または身体的状況に関連する栄養問題」と定義される。

NC-1 機能的項目
「必要栄養素の摂取を阻害・妨害する身体的または機械的機能の変化」と定義される。

NC-1.1 　嚥下障害 (Swallowing difficulty)
NC-1.2 　噛み砕き・咀嚼障害 (Biting/Chewing〔masticatory〕difficulty)
NC-1.3 　授乳困難 (Breastfeeding difficulty)
NC-1.4 　消化機能異常 (Altered GI function)

NC-2 生化学的項目
「治療薬や外科療法あるいは検査値の変化で示される代謝できる栄養素の変化」と定義される。

NC-2.1 　栄養素代謝異常 (Impaired nutrient utilization)
NC-2.2 　栄養関連の検査値異常 (Altered nutrition-related laboratory values)
NC-2.3 　食物・薬剤の相互作用 (Food-medication interaction)
NC-2.4 　食物・薬剤の相互作用の予測 (Predicted food-medication interaction)

NC-3 体重
「通常体重または理想体重と比較した、継続した体重あるいは体重変化」と定義される。

NC-3.1 　低体重 (Underweight)
NC-3.2 　意図しない体重減少 (Unintended weight loss)
NC-3.3 　過体重・肥満 (Overweight/Obesity)
NC-3.4 　意図しない体重増加 (Unintended weight gain)

NB 行動と生活環境 (Nutrition Behavioral/environmental)
「知識、態度、信念（主義）、物理的環境、食物の入手や食の安全に関連して認識される栄養所見・問題」と定義される。

NB-1 知識と信念
「関連して観察・記録された実際の知識と信念」と定義される。

NB-1.1 　食物・栄養関連の知識不足 (Food-and nutrition-related knowledge deficit)

NB-1.2	食物・栄養関連の話題に対する誤った信念（主義）や態度（使用上の注意） (Harmful beliefs/attitudes about food or nutrition-related topics〔use with caution〕)
NB-1.3	食事・ライフスタイル改善への心理的準備不足 (Not ready for diet/lifestyle change)
NB-1.4	セルフモニタリングの欠如 (Self-monitoring deficit)
NB-1.5	不規則な食事パターン（摂食障害：過食・拒食） (Disordered eating pattern)
NB-1.6	栄養関連の提言に対する遵守の限界 (Limited adherence to nutrition-related recommendations)
NB-1.7	不適切な食物選択 (Undesirable food choices)

NB-2 身体の活動と機能

「報告・観察・記録された身体活動・セルフケア・食生活の質などの実際の問題点」と定義される。

NB-2.1	身体活動不足 (Physical inactivity)
NB-2.2	身体活動過多 (Excessive physical activity)
NB-2.3	セルフケアの管理能力や熱意の不足 (Inability or lack of desire to manage self-care)
NB-2.4	食物や食事を準備する能力の障害 (Impaired ability to prepare foods/meals)
NB-2.5	栄養不良における生活の質（QOL）(Poor nutrition quality of life)
NB-2.6	自発的摂食困難 (Self-feeding difficulty)

NB-3 食の安全と入手

「食の安全や食物・水と栄養関連用品入手の現実問題」と定義される。

NB-3.1	安全でない食物の摂取 (Intake of unsafe food)
NB-3.2	食物や水の供給の制約 (Limited access to food or water)
NB-3.3	栄養関連用品の入手困難 (Limited access to nutrition-related supplies)

NO その他の栄養 (Nutrition Other)

「摂取量、臨床または行動と生活環境の問題として分類されない栄養学的所見」と定義される。

NO-1 その他の栄養

「摂取量、臨床または行動と生活環境の問題として分類されない栄養学的所見」と定義される。

NO-1.1	現時点では栄養問題なし (No nutrition diagnosis at this time)

栄養管理プロセスを活用した
栄養指導事例集

2020年 11 月 20 日　第 1 版第 1 刷発行

監修者	中村 丁次
発行者	林　諄
発行所	株式会社 日本医療企画©
	〒104-0032　東京都中央区八丁堀3-20-5　S-GATE八丁堀
	TEL　03-3553-2861（代）
	http://www.jmp.co.jp
印刷所	大日本印刷株式会社

ISBN978-4-86439-978-4 C3047
定価は表紙に表示しています。
Printed in Japan, 2020